SUPERANDO OBSTÁCULOS

Dados Internacionais de Catalogação na Publicação (CIP)
(Câmara Brasileira do Livro, SP, Brasil)

Grillo, Maria Elisabeth
  Superando obstáculos : a leitura e a escrita de crianças com deficiência
intelectual / Maria Elisabeth Grillo. – São Paulo : Plexus Editora, 2007.

Bibliografia.
ISBN 978-85-85689-85-8

1. Alfabetização 2. Deficiência intelectual 3. Educação 4. Escrita
5. Leitura 6. Sala de aula - direção I. Título.

07-7407   CDD-371.92

Índices para catálogo sistemático:

1. Crianças com deficiência intelectual :
   Leitura e escrita : Educação especial   371.92

2. Deficiência intelectual em crianças :
   Leitura e escrita : Educação especial   371.92

Compre em lugar de fotocopiar.
Cada real que você dá por um livro recompensa seus autores
e os convida a produzir mais sobre o tema;
incentiva seus editores a encomendar, traduzir e publicar
outras obras sobre o assunto;
e paga aos livreiros por estocar e levar até você livros
para a sua informação e seu entretenimento.
Cada real que você dá pela fotocópia não autorizada de um livro
financia o crime
e ajuda a matar a produção intelectual.

SUPERANDO OBSTÁCULOS

A LEITURA E A ESCRITA DE CRIANÇAS COM DEFICIÊNCIA INTELECTUAL

MARIA ELISABETH GRILLO

SUPERANDO OBSTÁCULOS
A leitura e a escrita de crianças com deficiência intelectual
Copyright © 2007 by Maria Elisabeth Grillo
Direitos desta edição reservados por Summus Editorial

Editora executiva: **Soraia Bini Cury**
Assistentes editoriais: **Bibiana Leme e Martha Lopes**
Capa: **Daniel Rampazzo / Casa de Idéias**
Diagramação: **Acqua Estúdio Gráfico**

Plexus Editora
Rua Itapicuru, 613, 7º andar
05006-000 São Paulo SP
Fone (11) 3872-3322
Fax (11) 3872-7476
http://www.plexus.com.br
e-mail: plexus@plexus.com.br

Atendimento ao consumidor:
Summus Editorial
Fone (11) 3865-9890

Vendas por atacado:
Fone (11) 3873-8638
Fax (11) 3873-7085
e-mail: vendas@summus.com.br

Impresso no Brasil

A meus pais, Olindo e Graciosa,
pelo exemplo de vida simples e honesta.

AGRADECIMENTOS

São inúmeras as pessoas que me ajudaram e me encorajaram a escrever este livro. Cito aqui algumas delas, a quem agradeço do fundo do coração.

Meu profundo e sincero agradecimento à Maria da Glória Seber (doutora em ciências psicológicas pelo Instituto de Psicologia da Universidade de São Paulo), minha amiga e orientadora intelectual, que supervisionou todo este trabalho com uma atitude sincera, aberta e questionadora. Agradeço sua generosidade e paciência em responder a todas as minhas dúvidas e discutir comigo todo o texto deste livro.

Agradecimentos carinhosos às crianças com quem trabalhei e trabalho, em especial a Sabrina, Kleber, Ulisses Thiago e Fernanda, pela oportunidade de reconstruir com eles minha visão de educação, de pessoa e de mundo.

Agradeço às pessoas da Apabex (Associação de Pais Banespianos de Excepcionais), pela plena liberdade e apoio para desenvolver meu trabalho, especialmente à Kazuco Takahashi, diretora-técnica, por sua ajuda na realização desta obra, e à Maria Perside Picarelli, por sua atitude generosa, seu entusiasmo e sua força nos momentos difíceis.

Minha profunda gratidão à Salette Maria Grillo, minha irmã e amiga, que permaneceu o tempo todo ao meu lado, oferecendo seu ombro e palavras de encorajamento. Agradeço também o incentivo que recebi de meus pais e irmãos nos períodos de férias que passamos juntos no Espírito Santo.

Meu agradecimento a José Luiz Grillo, meu primo, pelas sugestões na organização do texto e pelas idéias na revisão final.

Agradeço ao meu amigo Lucas do Nascimento pelo apoio, escuta e força diária.

Agradeço à Rita de Cássia Domingues Madormo pela ajuda no dia-a-dia em sala de aula.

Agradeço à Vera Lucia F. Freitas Luis pela valiosa leitura crítica da versão final deste trabalho.

Não há palavras que expressem minha gratidão a todas essas pessoas.

SUMÁRIO

Apresentação 11

1. O INÍCIO DE MINHA APRENDIZAGEM 13
   No princípio era o método................................. 13
   A conquista da autonomia................................. 16
   Uma classe especial 17

2. A BUSCA DE UMA ALTERNATIVA............................ 21
   Leitura e escrita: duas visões............................ 22
   Os níveis de entendimento 25

3. CARACTERÍSTICAS GERAIS DO ESTUDO 29
   Os procedimentos adotados.............................. 30
   A Apabex... 31
   A classe do escolar... 32
   O planejamento do trabalho.............................. 32
   O contato inicial com as crianças 34

4. Análise dos dados 35

    Sabrina 35
    Kleber 65
    Ulisses Thiago 86
    Fernanda 102
    Tiago 119

5. Síntese das minhas conquistas 139

6. Conclusão 143

Bibliografia 149

APRESENTAÇÃO

Eis uma obra fadada a despertar grande interesse de educadores e pesquisadores da área de pedagogia, pois apresenta uma proposta de trabalho verdadeiramente inovadora.

A construção do saber, iniciada a partir dos rudimentos da escrita e da leitura, é o desafio a que se propôs a autora ao longo de sua brilhante carreira de educadora, pautada em etapas de observação e pesquisa realizadas em classes do ensino fundamental e aprofundadas em agrupamentos de pessoas com necessidades especiais.

Ante o dilema de seguir a orientação metodológica tradicional ou experienciar a busca de novos caminhos que entrevia em suas observações, a professora Maria Elisabeth Grillo não teve dúvida em colocar em prática a segunda alternativa, diferenciando-se assim do modelo ortodoxo de educador.

Durante quase duas décadas tive o prazer de tê-la como colaboradora na entidade dedicada a pessoas com necessidades especiais fundada, mantida e dirigida por antigos funcionários do Banco do Estado de São Paulo, que lhe possibilitou ampliar suas observações e colocá-las em prática.

O resultado desse esforço em prol da descoberta de novos rumos no difícil campo da pedagogia vai registrado nas páginas que seguem, comprovando a eficácia da opção teórica feita pela autora.

São Paulo, novembro de 2006.

Ariovaldo Cavarzan
Diretor-presidente da Associação de Pais
Banespianos de Excepcionais (Apabex)

1
O INÍCIO DE MINHA APRENDIZAGEM

No princípio era o método...

Iniciei minhas atividades na área da educação como professora substituta antes de concluir o curso de magistério, assumindo a função de alfabetizar uma sala da primeira série do antigo primeiro grau (atual segundo ano do ensino fundamental). Encantei-me de tal maneira pela alfabetização que nunca mais quis deixar de "introduzir" as crianças ao mundo maravilhoso das letras, embora não tivesse reflexão crítica sobre as orientações pedagógicas seguidas na época.

Ao terminar o curso superior, comecei a lecionar para as últimas séries dos antigos primeiro e segundo graus, mas sem abrir mão da classe dos pequenos. Meus colegas de trabalho não compartilhavam de meu interesse pelo início da alfabetização. Eu ouvia de todos que o processo de aprendizagem fluía mais fácil com crianças mais velhas. De fato, eles até poderiam ter razão, mas eu considerava a sala de pré-escolares um desafio. Era comum encontrar, naquele grupo, crianças que não desenvolviam a escrita nem a leitura, apesar das orientações educativas. A cada questionamento meu sobre o que fazer para resolver tal situação, as respostas voltavam-se para os procedimentos educacionais estabelecidos.

14   [Maria Elisabeth Grillo]

O planejamento proposto era semelhante tanto nos livros didáticos como nas reuniões pedagógicas. Estabeleciam-se os mesmos objetivos, conteúdos, estratégias e formas de avaliação. Com o passar do tempo, com mais experiência profissional, percebi que esse planejamento repetia-se intacto de um ano para outro. O trabalho era mantido nos chamados pré-requisitos para alfabetização, independentemente do nível de desenvolvimento da população infantil atendida.

Para as crianças com dificuldades restava somente a repetição de exercícios de coordenação motora, percepção, lateralização e esquema corporal. Esse treinamento tinha como objetivo atingir as famílias silábicas da cartilha adotada na época. Com tal preparação, cópias e leituras até ocorriam sem transtorno, mas as crianças não chegavam a desligar-se das palavras e frases decoradas. Os sucessivos fracassos de algumas delas empurravam-me para a busca de cursos, a fim de encontrar fórmulas para resolver tais problemas. Nos cursos, a discussão girava em torno do método, pois era ele que norteava o conjunto das tarefas educativas referentes à leitura e à escrita. Criava-se uma relação causal entre um possível sucesso no desempenho da alfabetização e a eficácia do método. Essa idéia era transmitida em todos os cursos de reciclagem. Eu seguia as orientações à risca. Diante dos "fracassos" de algumas crianças, a alternativa sugerida era apenas uma: buscar outra metodologia.

Essa posição, aparentemente inovadora, na realidade era extremamente conservadora. Na essência, os métodos oscilavam entre o sintético e o analítico. Ou o processo de alfabetização desencadeava-se a partir de elementos menores – letras e sílabas – ou iniciava-se com palavras ou unidades maiores.

Conforme os fundamentos do *método sintético*, deve haver uma correspondência entre sons orais e letras. Essa correspondência acontece na relação fonema – representação gráfica. As crianças são treinadas na nomeação das letras e de suas combinações em sílabas, para que a correspondência seja automatizada. A atenção volta-se para as unidades mínimas do som da fala e o treinamento é dirigido para a discriminação auditiva. O objetivo é tornar a criança capaz de reconhecer os fonemas da língua e associá-los às letras. Para que isso aconteça, dois procedimentos devem ser seguidos à risca:

1. evitar confusões entre sons próximos, estimulando pronúncias corretas de cada um, por exemplo: **d-t/v-f**;

2. apresentar grafemas de formas bem desiguais para evitar confusões visuais entre grafias semelhantes, tais como: **q-b-d/m-n-u**.

Ao criticar o conjunto desses pressupostos, os defensores do *método analítico* destacam a importância de partir-se de um todo maior, palavras e frases, antes de impor às crianças a tarefa de discriminar pequenas unidades.

De modo geral, independente do ponto de partida, os métodos citados propõem associações mecânicas. O processo de leitura e escrita reduz-se ao domínio de uma técnica: a decodificação de sinais gráficos em sons e o inverso, a tradução de respostas sonoras em letras.

Na época, todas as cartilhas e orientações educativas reforçavam as questões puramente mecânicas. Dentro dessa perspectiva, percebo hoje que a ação do meio é imposta para o aluno, como se o conhecimento viesse de fora para dentro. A preocupação com métodos reflete uma busca dirigida para a melhor forma de ensinar, sem nenhum questionamento sobre o sujeito da aprendizagem. A criança é deixada à margem do processo. Quando a leitura e a escrita evoluem satisfatoriamente, o sucesso é atribuído ao método. Em caso de insucesso, o fracasso é da criança.

Sucessos e fracassos permeavam igualmente o preenchimento dos livros didáticos adotados. A motivação e o interesse do aluno eram incentivados a partir de técnicas de transmissão dos conteúdos. Isso me incomodava demais. Para atrair a atenção das crianças, era necessário um verdadeiro malabarismo: cartazes coloridos, música ligada ao tema do momento para "ajudar na memorização dos conceitos", preenchimento de páginas para reforçar cada conteúdo abordado etc.

Cabia ao professor, nessa didática, por todos os meios, a tarefa de conduzir o aluno a fazer associações e fixar respostas previamente transmitidas. Ao aluno cabia somente a tarefa de memorizar respostas. A ação educativa tinha sentido único: a criança era dependente do professor e o professor era dependente do método empregado.

A conquista da autonomia

Em conseqüência de um remanejamento de sala, passei a viver outra experiência. Foi meu primeiro contato com trabalho em equipe. Tive a oportunidade de discutir, com vários profissionais, questões relativas à minha classe. Podia falar, ser ouvida, propor e tomar decisões. Começava aí meu processo de conquista da autonomia. No início foi estranho. Desde criança fui ensinada a obedecer. Vim de um contexto social e educacional em que não era permitido qualquer questionamento. Dentro dessa ótica, eu reproduzia em sala de aula minha experiência anterior. Meus alunos não eram estimulados à reflexão ou a questionamentos.

Havia no grupo de profissionais uma coordenadora da área de psicologia bastante questionadora. À medida que avançavam as discussões, aprendi a importância de ter argumentos e contra-argumentos sobre as técnicas utilizadas no cotidiano da sala de aula. Adotei a mesma atitude com meus alunos. Comecei a dar-lhes oportunidade de colocar seus pontos de vista sobre o que viam nas ruas, em suas casas, nos meios de comunicação. Outra mudança foi trazer para a sala de aula brincadeiras aprendidas na infância e utilizar outros espaços da escola para realizar atividades.

Embora seguindo um conteúdo preestabelecido, percebi que essas oportunidades modificavam os comportamentos das crianças e que a possibilidade de discussão transformava minha conduta. Cada vez mais as atividades realizadas eram acompanhadas de explicações refletindo as experiências das crianças. As verbalizações e trocas entre elas intensificavam-se. Pouco a pouco, fui descobrindo um agir pedagógico distante daquela didática aprendida no curso de magistério. Minha empolgação crescia, apesar de não possuir uma noção clara sobre o que acontecia do ponto de vista do processo de desenvolvimento da criança. A troca de experiências passou a ser mais prazerosa. Comecei a aprender com os alunos.

A aprendizagem crescia. Cresciam também os questionamentos e dúvidas. Qual o papel do professor? Seria apenas "transmitir" conhecimento? Manter os alunos quietos? Reforçar para os alunos o conceito de trabalhos limpos e letras bonitas? Agir assim era ser um bom professor? Ou o verdadeiro papel de um professor transcendia essas exigências?

Além de questionar o papel do professor, comecei também a questionar o papel reservado ao aluno – o sujeito para o qual pretendia exercer minha função educativa.

Esses questionamentos e dúvidas cresceram sensivelmente a partir do momento em que fui escolhida para atuar numa classe dita "especial" – como se as outras nas quais trabalhava não fossem igualmente especiais. Passei a me preocupar mais ainda com o fracasso de algumas crianças que pareciam estacionadas no tempo em relação à leitura e à escrita.

Uma classe especial

Meu novo grupo era formado por crianças que apresentavam distúrbios emocional e de aprendizagem ou simplesmente transtorno de comportamento. Os professores anteriores reclamavam. Diziam que, ano após ano, a alfabetização era reiniciada desde o princípio e nada acontecia. As crianças não aprendiam. Como a preocupação era com o conteúdo e o cumprimento do programa curricular, esses professores atuavam em sala de aula sempre da mesma maneira, independentemente dos problemas apresentados pelas crianças, que eram levadas a executar as atividades selecionadas no tempo determinado por eles como o mais apropriado.

Os professores procuravam nivelar os progressos conforme as indicações dos métodos de alfabetização já estabelecidos, e dividiam a mesma classe em dois grupos: o primeiro, com as crianças que superavam certas dificuldades; o segundo, com as crianças que não acompanhavam as determinações estabelecidas e que eram deixadas de lado. E esse segundo grupo era retido na mesma classe para que fosse submetido ao mesmo treinamento mais uma vez.

Se esse treinamento era inócuo, por que mantê-lo inalterado? Apesar da assessoria psicológica e pedagógica, não obtive resposta para essa questão. Aos poucos, percebi que o segundo grupo – de reprovados continuadamente – apresentava cópia em letra cursiva. Seus traçados mostravam intenso treino de coordenação motora, pois o desenho das letras era considerado "bom". Todo o alfabeto era denominado corretamente. A cópia era perfeita. A leitura, contudo, ocorria somente com textos anteriormente treinados. As frases escritas e lidas eram apenas aquelas já apresentadas pelos professores.

Em relação à linguagem oral, essas mesmas crianças narravam experiências do dia-a-dia, histórias ouvidas, filmes assistidos na TV, contavam e escreviam numerais de 1 a 50. Essas constatações me afligiam muito, porque não entendia onde estava a dificuldade apontada por todos: as generalizações não ocorriam.

As crianças não conseguiam ler ou escrever quaisquer palavras, mesmo que fossem constituídas de famílias silábicas já estudadas. Apesar de conseguirem contar, elas raramente conseguiam realizar cálculos elementares ou resolver pequenos problemas.

Foi decidido então que haveria maior flexibilidade de atendimento ao meu grupo. Eu deveria respeitar, tanto quanto possível, os ritmos individuais, tentando adequar o procedimento às necessidades psicológicas de cada criança. Não descartei o treino de escrita. Apresentava, na mesma seqüência, as famílias silábicas, solicitava cópias, treino motor, ditado etc. Ao mesmo tempo, introduzi jogos de quebra-cabeça e de montagem, bem como blocos, sucatas e livros. Além dos procedimentos sugeridos pelas orientadoras das áreas de psicologia e pedagogia, propunha dramatização de histórias, solicitava agrupamentos de objetos conforme diferentes critérios e atividades de ordenação. O mais importante de tudo era a grande disponibilidade para ouvir a criança.

Na época, eu não entendia de que maneira essas atividades que iam além do treinamento da escrita interfeririam no desenvolvimento geral das crianças. Como a dramatização e os agrupamentos de objetos e blocos ajudavam na alfabetização? Eu não percebia qual era a ligação entre uma coisa e outra, porque essas atividades sempre tiveram um significado comum na pedagogia: simples desgaste de energia.

Dosando treino com situações mais lúdicas, eu mantinha as crianças sempre envolvidas. E esse envolvimento despertava um interesse progressivo na leitura e na escrita, além de maior desembaraço e da conquista de uma auto-imagem positiva.

As crianças adquiriam confiança, acreditavam cada vez mais em suas possibilidades. Como resultado desse trabalho, consegui encaminhar a maioria delas para uma classe comum. Em contrapartida, existiam aquelas que não progrediam. Essa minoria era a minha preocupação. Foram essas crianças que me fizeram rever meus procedimentos e buscar numa fundamentação teórica a compreensão para meus insucessos.

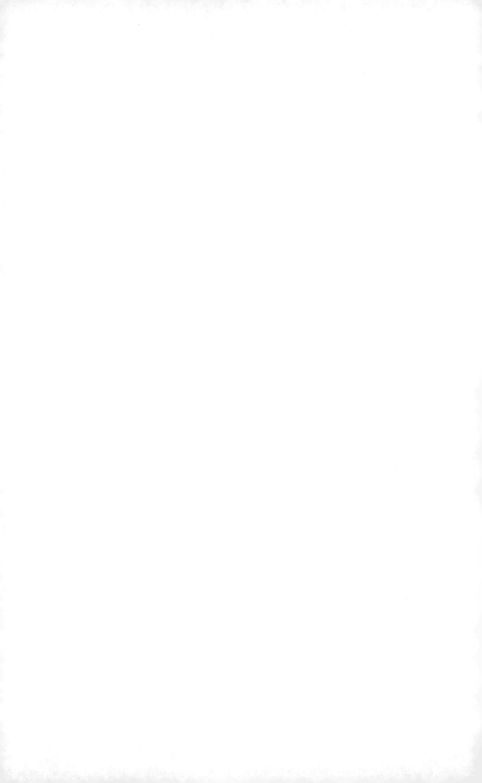

2
A BUSCA DE UMA ALTERNATIVA

Neste capítulo serão ressaltadas as diferenças entre as limitações teóricas e práticas do método tradicional de ensino e o resultado de minha busca para encontrar uma alternativa de ensino que atendesse às expectativas e respondesse às questões surgidas em sala de aula. A alternativa encontrada foi a corrente construtivista, baseada na teoria de Jean Piaget.

Dependendo de como o desenvolvimento da linguagem escrita é compreendido, as orientações pedagógicas tendem para uma direção ou outra. Conforme apontado por alguns autores (Ferreiro e Teberosky, 1990; Ferreiro, 1993; Seber, 1991 e 1992; Sinclair, 1989; e outros), a escrita tem sido tradicionalmente entendida como um código de transcrição que converte unidades sonoras em unidades gráficas, e vice-versa. Existe uma representação constituída, a linguagem oral, na qual tudo já está estabelecido. Assim, a escrita é somente uma representação distinta dos mesmos elementos e das mesmas relações entre eles.

Estudos elaborados principalmente a partir do final da década de 1980 e do início dos anos 1990 permitem uma reformulação dessa visão tradicional e, como conseqüência, do modo de agir com as crianças em sala de aula.

A escrita é resultado de um processo histórico de construção de um sistema de representação. Mesmo já dominando a linguagem oral, para representar graficamente as palavras a criança enfrenta dificuldades que, muitas vezes, ultrapassam o domínio dos recursos ortográficos. Um exemplo disso é a entonação, elemento essencial da oralidade, que não é retida no instante da representação. As semelhanças sonoras são marcadas graficamente de modo distinto (**ss-ç; s-z; ch-x**), significações diferentes são representadas de maneira bastante próxima (mato, rato, pato) e há diferentes tipos de representação gráfica. Além disso, é importante distinguir os números das letras e realizar a escrita da esquerda para a direita.

A criança deve compreender o processo de elaboração, apropriar-se desse objeto conceitual socialmente construído e elaborar as informações recebidas de acordo com seu nível de entendimento – e não simplesmente dominar uma técnica de transcrição ou conhecer o nome ou o som das letras.

As conseqüências pedagógicas decorrentes dessas duas formas distintas de concepção da escrita refletem-se nos procedimentos adotados em sala de aula. Não se trata apenas daquilo que é selecionado como atividade e de que maneira ela deve ser encaminhada. Existe uma concepção acerca dos processos infantis de desenvolvimento, subjacente às técnicas, bem como uma forma particular de compreender os papéis reservados aos participantes das interações crianças – professor. Esses papéis são distintos. Conforme a *visão tradicional*, o professor dá informações, a criança ouve com atenção e reproduz de memória o que é transmitido em futura checagem do professor. Numa *postura teórica construtivista*, os papéis aproximam-se: a criança aprende com o professor tanto quanto ele aprende com ela. No decorrer dos intercâmbios, ambos constroem conhecimentos novos, apesar de distintos, porque os níveis de desenvolvimento são também distintos.

Leitura e escrita: duas visões

Aprofundemos as idéias esboçadas no parágrafo anterior, orientando-as no sentido da aquisição da leitura e da escrita. Sob a *visão tradicional*, a aquisição da escrita acontece por meio da codificação – decodificação; privilegiam-se todas as modalidades perceptivas. O domínio da motricidade e os exercícios de discriminação auditiva e visual são "pré-requisitos", conhecidos como "prontidão para a alfabetização". Acredita-se na relação causal e direta entre o desenvolvimento desses aspectos e a capacidade de aprendizagem da criança.

Depois de um período de treinamento, o aluno estaria preparado para iniciar a leitura e a escrita. Se ele conseguir destacar diferenças e semelhanças entre formas auditivas e visuais próximas – **f-v/t-d** ou **q-b/d-p** –, traçar graficamente linhas diversas, serrilhados, ondulações etc., e se realizar os desenhos das letras com firmeza na hora da cópia, então não haveria razão para dificuldades nos momentos da escrita.

O conhecimento é reduzido à capacidade de repetir o modelo por meio da cópia. Copiar e repetir modelos pode transformar a criança, quando muito, em copista. E isso em nada a ajudará a compreender os princípios organizadores presentes em tudo o que é graficamente produzido.

Para a *visão construtivista*, o conhecimento da escrita e da leitura é o entendimento do modo como esse sistema de representação é construído. Partindo desse princípio, a linguagem bem articulada, o domínio da motricidade e as discriminações visuais e auditivas são conquistas que ampliam as condições de aprendizagem, a qualidade do traçado, a distribuição das formas gráficas e as orientações espaciais. No entanto, embora necessárias, essas conquistas são insuficientes para conduzir a criança a uma compreensão efetiva do sistema e a se apropriar desse objeto de conhecimento que é a escrita.

Os "pré-requisitos" do método tradicional são ineficazes quando procuramos identificar de que maneira a criança organiza as informações assimiladas. Esse modo de organização varia de um nível de desenvolvimento para outro. Cada criança interpreta o que escreve ou lê de acordo com a evolução de seus conhecimentos.

Processos construtivos que não são restritos ao domínio da escrita, apesar de sua especificidade, intervêm na ultrapassagem de um modo de organização a outro. Por exemplo, a correspondência um a um é fundamental para a construção da noção de número, pois permite a comparação quantitativa entre coleções de objetos. Na escrita, o estabelecimento das correspondências entre recortes orais e segmentos gráficos permite a elaboração da hipótese de que, para cada recorte, deve haver uma letra (a hipótese silábica).

Outro processo construtivo presente nos domínios da escrita e do número é a classificação do material gráfico e de objetos. É

24 [Maria Elisabeth Grillo]

essencial raciocinar sobre semelhanças e diferenças entre as coisas, como também resolver a questão da quantidade de letras para determinada palavra. Resta a questão da ordem serial: ordenando diferentemente as mesmas letras, a criança pode escrever palavras com significados distintos. Esses processos de construção envolvidos na estruturação do meio e presentes no desenvolvimento da língua escrita permitem que a criança raciocine sobre o que está abstraindo de suas experiências, quaisquer que sejam elas. Tal descoberta, realizada com base em inúmeras investigações, conduziu Ferreiro e Teberosky (1990, p. 155) a afirmarem que

> [...] a compreensão do sistema de escrita é um processo de conhecimento; o sujeito desse processo tem uma estrutura lógica, e ela constitui, ao mesmo tempo, o marco e o instrumento que definirão as características do processo. A lógica do sujeito não pode estar ausente de nenhuma aprendizagem, quando esta toma a forma de uma apropriação de conhecimento.

A lógica da criança está presente quando ela estabelece relações entre letras e valores sonoros convencionais para criar as diferenciações entre o que deseja representar graficamente, nos instantes em que realiza inferências e antecipações sobre as quantidades de letras e quando generaliza as composições silábicas, combinando diferentemente vogais e consoantes (a hipótese alfabética).

O entendimento dos processos construtivos traz conseqüências pedagógicas diferentes daquelas defendidas pela posição tradicional. Ao contrário da imposição do ponto de vista de adulto alfabetizado, privilegia-se o ponto de vista do aluno – as elaborações e reelaborações de hipóteses variantes em função de novas aquisições.

Em vez de métodos de ensino, privilegiam-se processos de desenvolvimento. A preocupação não é com a seleção de letras, sílabas ou palavras, muito menos com quaisquer "pré-requisitos". A progressão da aprendizagem é alcançada à medida que a criança organiza gradativamente as informações recebidas.

A produção gráfica da criança pode aproximar-se mais ou menos do que é estabelecido convencionalmente, dependendo de seu modo de organizar as informações recebidas. Dessa forma, não há motivos para atribuir critérios de valor àquilo que ela realiza. Toda

[Superando obstáculos] **25**

resposta é importante, pois é a externalização de um nível de desenvolvimento sobre o qual ocorrerão todas as reformulações. Com tal postura, aprende-se a distinguir os "erros" construtivos daqueles que não o são. Um "erro" é dito construtivo quando indica uma hipótese elaborada pela criança conforme a etapa de seu processo de desenvolvimento. É, portanto, essencial para que haja assimilações novas e conseqüentes reformulações dos conhecimentos anteriormente conquistados. Esses "erros", na verdade, manifestam construções originais, são interpretações particulares de um sujeito ativo. Para exemplificar, pensemos na aquisição da linguagem oral. Existe um momento nesse processo caracterizado por emissões como: "Eu fazi", "Eu di"... A criança exterioriza uma hipótese elaborada nessa etapa evolutiva – para ela, todos os verbos são regulares. Essas emissões indicam processo ativo de construção que serão reformuladas com a progressão dos conhecimentos.

Na conquista da língua escrita acontece a mesma coisa. A criança constrói e reconstrói hipóteses à medida que assimila as informações fornecidas pelo meio. É nesse sentido que ela contribui para os próprios avanços, já que não se trata de reproduzir simplesmente o que é dado. Há reestruturações que denotam o empenho da criança para compreender o funcionamento da língua escrita. E esse empenho se traduz em níveis distintos de entendimento (Ferreiro e Teberosky, 1990, cap. 6).

Os níveis de entendimento

O primeiro nível

No *primeiro nível* ocorre a diferenciação entre os traçados do desenho e da escrita. A intenção que precede a realização de cada atividade é distinta. Quando se dispõe a desenhar, a criança faz um tipo de traçado. Caso essa intenção seja escrever algo, ela pode combinar livremente pequenas linhas serrilhadas, linhas curvas, figuras fechadas ou semifechadas, e assim por diante. Pouco a pouco, essas linhas e figuras se aproximam das formas gráficas chamadas de letras.

O segundo nível

A disponibilidade das formas gráficas é bastante limitada. A criança acha que para escrever palavras com significados distintos basta variar o posicionamento das mesmas grafias. Ela enfileira linearmente determinada quantidade de sinais para escrever algo. No momento da leitura, realiza uma interpretação global dos sinais. Sua hipótese é a de que um nome corresponde à totalidade daquela escrita. As letras não têm nenhum valor sonoro por si só, não são analisáveis. Vale enfatizar que, nesse nível, a criança age assim independentemente de saber ou não a denominação das letras que utiliza.

O terceiro nível

Agindo ativamente na língua escrita, a criança reformula a hipótese anterior à medida que novas informações são assimiladas. Cresce o repertório de letras. Há a possibilidade de reprodução de algumas formas gráficas fixas e estáveis, como o próprio nome, o nome dos amigos e assim por diante. Aos poucos, a criança trabalha com a hipótese de que a escrita representa partes sonoras da fala. Apesar de não utilizar as letras com valor sonoro estável, ela começa atribuir a cada grafia o valor de uma sílaba. Para escrever bola, por exemplo, coloca duas letras e as interpreta – aponta a primeira e diz "bo" e a segunda, "la". Há o estabelecimento de uma correspondência um a um entre recortes orais e sinais gráficos. Essa hipótese, denominada silábica, é utilizada durante certo tempo para escrever e ler qualquer palavra.

O quarto nível

Gradativamente o ponto de vista da criança entra em choque quando ela escreve, por exemplo, seu nome. No próprio nome há mais letras do que consegue interpretar. Instala-se um conflito. Solucioná-lo significa reestruturar conhecimentos anteriores. A criança faz isso com um enorme esforço. Ela supera o conflito entre a

[Superando obstáculos] **27**

hipótese silábica e a exigência de determinada quantidade de grafias representadas pelas formas fixas recebidas do meio. A passagem da hipótese silábica para a alfabética caracteriza o quarto nível.

O quinto nível

E assim, finalmente, a criança constrói a última hipótese, a *hipótese alfabética*. Progressivamente, utiliza as letras com seu valor fonético convencional. Ela começa a entender que cada um dos caracteres da escrita corresponde a valores sonoros menores que a sílaba. Realiza uma análise sonora dos fonemas das palavras que pretende escrever. A escrita alfabética, própria do quinto nível, é a etapa final de uma longa evolução. Mas atingi-la não significa que a criança tenha superado todas as dificuldades. Restam ainda as dificuldades próprias da ortografia, a separação entre palavras, a utilização das regras de pontuação, e assim por diante. No entanto, o mais importante foi conquistado – a compreensão do sistema representativo da escrita.

Em síntese, agindo com o material gráfico, escrevendo e lendo, a criança elabora respostas originais e criativas, refletindo mais e mais a respeito da natureza de suas hipóteses. Dessa maneira, pouco a pouco encaminha o que produz no sentido das convenções.

O papel do professor é o de dar oportunidade para que a criança passe por essas diferentes etapas. É acreditar na capacidade da criança de reestruturar continuamente as informações fornecidas pelo meio. É aprender a identificar os processos de raciocínio em que se apóiam os diferentes níveis comentados, estimulando-os para que as reflexões ampliem as possibilidades de transformação da linguagem escrita em instrumento para aquisições mais amplas.

3

CARACTERÍSTICAS GERAIS DO ESTUDO

Com base em reflexões críticas sobre a ineficácia de privilegiar métodos de ensino, decidi assumir uma postura pedagógica diferente com um novo grupo de alunos. Tendo como fundamento a construção do conhecimento pela criança, resolvi encaminhar as atividades de sala priorizando processos de desenvolvimento. Surgiu então a grande questão – que será respondida ao longo deste livro à medida que a evolução desses alunos na aquisição da língua escrita for sendo comentada:

> As crianças com deficiência intelectual apresentam as sucessivas etapas do processo de aquisição da escrita já identificadas em crianças sem tal comprometimento?

Para tentar responder a essa questão, estabeleci dois princípios norteadores do trabalho em sala de aula:

1. Não recorri a nenhum teste e a nenhuma prova padronizada para avaliar aspectos como percepção, motricidade, orientação espaciotemporal, lateralidade, quociente intelectual. Distanciei-me tanto quanto possível daquilo que os métodos tradicionais de ensino estabelecem como pré-requisitos para aproximar-me dos processos de construção do sistema representativo da escrita. Agindo assim, teria condições de caracterizar as condutas infantis de ma-

30 [Maria Elisabeth Grillo]

neira positiva. O que faltava em termos de aquisições para que a aprendizagem evoluísse tornou-se irrelevante. Seria valorizada a construção do conhecimento já alcançado.

Ao eleger essa construção como o ponto de partida para o início da ação educativa, eu teria maior chance de acompanhar, no ritmo das crianças, o caminho que elas percorreriam para adquirir conhecimentos mais amplos.

2. Para transformar em realidade esse ideal de ensino, adotei outro princípio: antes de começar a estimular novos avanços, seria imprescindível identificar a etapa do processo de conceitualização da escrita já alcançada por cada criança.

As conseqüências imediatas pretendidas com esse princípio seriam, do ponto de vista psicológico, orientar a criança a desenvolver uma participação ativa em seu processo de aprendizagem, de acordo com suas possibilidades. Essa atitude é essencial para a valorização da auto-estima e da conquista da capacidade reflexiva. Do ponto de vista pedagógico, isso representaria deixar de lado aprendizagens mecânicas de decifração de letras em sons e vice-versa.

Com esses princípios estabelecidos, defini procedimentos pedagógicos fundamentados em explicações teóricas a respeito das características dos processos evolutivos. O raciocínio infantil alcança maior coerência quando a criança pode pensar sobre aquilo que concretamente realiza. A partir dessas ações ela abstrai informações que vão sendo pouco a pouco reelaboradas no plano do pensamento.

Os procedimentos adotados

1. Realizar uma análise longa e qualitativa dos resultados colhidos no cotidiano da sala de aula desde o primeiro semestre de 1991 até o final de 1995.

2. Identificar o nível de conhecimento do grupo de alunos que faziam parte desse trabalho antes de iniciar as atividades pretendidas.

3. Desenvolver atividades práticas de manuseio de materiais industrializados (letras de plástico, blocos lógicos, barricas, jogos, livros), sucatas (tampas diversas, palitos, caixas) e materiais confeccionados (alfabeto móvel, recortes de figuras).

[Superando obstáculos] **31**

4. Diversificar atividades e materiais, tendo em vista o desenvolvimento de todos os processos de aprendizagem.
5. Propor atividades individuais e em grupo com o objetivo de estreitar laços de afeto entre as crianças e favorecer os sentimentos de cooperação e solidariedade.
6. Questionar a criança para que aprendesse a pensar sobre seu fazer e dizer.
7. Lançar questões desafiadoras com o propósito de provocar reformulações de hipóteses construídas à medida que o conhecimento fosse progredindo.
8. Registrar as condutas observadas nas produções e o depoimento das crianças em filmes, gravações e fotos. Registrar a opinião dos pais.
9. Relacionar, sempre que necessário, a atividade sugerida e as respostas das crianças frente a cada situação, inclusive com suas produções gráficas.
10. Não atribuir julgamento de valor às respostas em termos de certo/errado. Avaliá-las como manifestações das sucessivas etapas do processo de aprendizagem estimulado.
11. Confeccionar material gráfico com letras maiúsculas, de fôrma. Como os caracteres gráficos são individualizados, essa forma de escrita é considerada facilitadora e pode ajudar na identificação do formato de cada letra, o que não acontece com a cursiva.

A Apabex

A Associação de Pais Banespianos de Excepcionais, constituída em 15 de agosto de 1985, é uma instituição sem fins lucrativos, organizada por funcionários do Banespa e declarada de utilidade pública municipal, estadual e federal. Tem como missão promover a integração da pessoa com deficiência, respeitando plenamente sua dignidade.

Seu atendimento se dá por meio de programas como Espaço de Convivência, Oficina de Trabalho e pelo Programa de Residência (Vinhedo), que acolhe adultos com deficiência intelectual. Conta para isso com duas unidades, uma na cidade de São Paulo e outra em Vinhedo – SP.

A classe do escolar

Na organização do programa de escolarização, minha classe tinha a denominação de *escolar*. A sala de aula funcionava num espaço da "casa" adaptado para atender às necessidades de trabalho: um armário aberto servindo de estante para livros, gibis, revistas e jornais, uma lousa, um espelho, mesas, cadeiras e um mural de cortiça para fixação das normas de conduta estabelecidas pelo grupo, do calendário escolar, dos horários, das correspondências etc. Num dos cantos, havia uma prateleira onde eram colocados materiais a serem usados em diferentes atividades: blocos lógicos, brinquedos diversos, jogos, massas, tintas, papéis, sucatas etc. No dia-a-dia, dependendo da atividade proposta e das decisões tomadas pelo grupo, eram utilizadas mesa e cadeiras ou o chão. Por escolha do grupo, sentávamos no chão para discussões e reflexões sobre diversos assuntos: dificuldades de relacionamento entre as próprias crianças ou entre elas e os adultos, problemas vividos em casa, questões sobre namoro, sexo e temas da atualidade nos meios de comunicação, entre outros. Mesas e cadeiras eram utilizadas em atividades de escrita, leitura, desenho e jogos.

O grupo era composto por dez alunos. Meu trabalho era feito com todos eles, mas relatarei neste livro a evolução de cinco deles por terem permanecido na instituição durante o período estudado. Havia uma auxiliar. Em caso de necessidade de um atendimento individualizado, o restante do grupo era acompanhado por ela, que, sob a minha orientação, dava prosseguimento às atividades planejadas para o dia. Trabalhávamos juntas por um período de quatro horas diárias.

O planejamento do trabalho

O objetivo do trabalho era o desenvolvimento da capacidade representativa nos seus aspectos simbólico e lingüístico, do raciocínio e da socialização. Eu selecionava atividades e materiais que proporcionassem essa construção. Combinava as situações propostas de acordo com a avaliação constante do progresso dos alunos.

[Superando obstáculos] **33**

O desenrolar de cada atividade incluía o conjunto de itens já mencionados. A seleção de uma ou outra atividade era somente um recurso facilitador para o registro da evolução das condutas. As situações propostas eram as seguintes:

- brincadeira de faz-de-conta, músicas, histórias, dramatização, desenho, modelagem, jogos de construção, de encaixe etc.;
- agrupamento de objetos conforme semelhanças e diferenças;
- ordenações a partir de critério único de tamanho, espessura, cor, peso, tonalidade.

Em cada atividade os alunos conversavam entre si, independentemente do que fosse solicitado e dos materiais disponíveis. Eles eram questionados a respeito das próprias ações, representavam-nas simbolicamente por meio de desenho, modelagem e escrita. Como o planejamento era dirigido para os processos de desenvolvimento dos conhecimentos, eu não seguia os itens tradicionalmente estabelecidos: linguagem, matemática, estudos sociais etc.

Estabelecido o planejamento para determinado período de aula, a mesma atividade era apresentada a todos os alunos. O que diferia era meu procedimento na distribuição de materiais e nos questionamentos. A fim de realizar agrupamento de objetos conforme semelhanças e diferenças, distribuía blocos lógicos para alguns e material gráfico – letras, números, rótulos – para outros. Os questionamentos eram adequados ao nível de compreensão de cada aluno e aconteciam de acordo com o que cada aluno realizava no momento.

Com essa ação educativa aumentava a chance de ultrapassagem de um nível evolutivo para outro mais amplo, no ritmo de cada aluno. Ao priorizar os processos de desenvolvimento em vez dos conteúdos, compreendia com mais clareza as ações realizadas, suas justificativas, as respostas dadas às minhas perguntas e as possibilidades de assimilação de informações novas.

O intercâmbio de respeito e compreensão criava um ambiente de liberdade de expressão. Os alunos sentiam-se livres para expor sua opinião sem receio de serem reprimidos. Isso não significava que faziam o que bem entendiam. Eu buscava o equilíbrio entre direcionamento e liberdade para que cada um pudesse agir de acordo com as possibilidades abertas pelo seu nível evolutivo. Nesse sentido, orientava meus questionamentos, encaminhando-os de maneira que o aluno tomasse gradativamente consciência de suas ações. As respostas às perguntas "Como você fez isso?", "Por que você faz assim?" eram transformadas em novas questões, em contra-argumentos. O aluno, solicitado a refletir continuamente sobre o que fez ou disse, pouco a pouco identificava com clareza como orientar suas idéias e ações, abrindo perspectivas para a busca de novas soluções, mas com o cuidado de evitar contradições. Ao transformar desafios em novas conquistas, o aluno atuava de maneira ativa sobre tudo o que o cercava. Ele progredia construindo novos conhecimentos.

O contato inicial com as crianças

No início do trabalho, a principal reação do grupo era a esquiva diante de qualquer atividade sugerida que envolvesse descobertas ou invenções. Os alunos relutavam em realizar algo para o que não tinham sido anteriormente treinados. Numa atividade para a descoberta de diferentes maneiras de reunir vários objetos em coleções, de acordo com suas semelhanças ou diferenças, as crianças afastavam o material, abaixavam a cabeça sobre os braços e diziam: "Não sei fazer, quero lápis e papel". Quando a opção era a atividade gráfica, surgia a mesma resistência. Eu pedia que escrevessem algo do jeito delas e as respostas eram: "Você não vai dar lição, não vai ensinar?", "Passa na lousa que a gente copia". Insistindo para que fizessem do jeito que sabiam, eu ouvia: "Não sei fazer, faço tudo errado". Para o grupo só havia uma maneira de aprender a escrever – copiar a escrita do outro.

4
ANÁLISE
DOS DADOS

Segue uma análise particularizada dos dados de cada criança, com o registro dos avanços anuais de cada uma delas. Em cada ano do estudo será mostrada a evolução dos alunos na escrita e na leitura do próprio nome e de outras palavras.

Sabrina

Sabrina iniciou sua vida escolar aos 3 anos em uma creche. Dos 7 aos 10 anos, foi submetida ao ensino formal de alfabetização. Com 11 anos, ingressou na Apabex e começou a fazer parte do grupo por mim estudado. Segundo seu prontuário, Sabrina é uma criança com deficiência intelectual sem etiologia identificada.

Antes de qualquer comentário, apresento dois momentos do processo de construção do sistema representativo da escrita: primeiro semestre de 1991 (Figura 1); segundo semestre de 1995 (Figura 2).

Segue a descrição do caminho percorrido por Sabrina entre esses dois períodos. Ela enfrentou, com muito esforço, essa caminhada repleta de conflitos e dificuldades. Para nós, que estamos num outro patamar de desenvolvimento, talvez seja impossível vivenciar os mesmos conflitos e as mesmas dificuldades, mas certamente partilharemos da intensa alegria de Sabrina ao se dar conta de tantas conquistas.

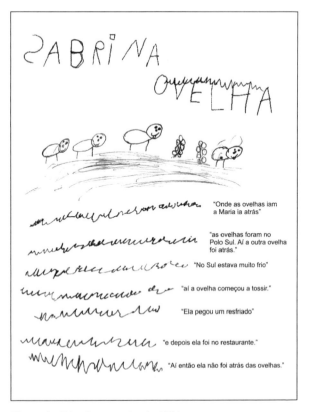

Figura 1 – Primeiro semestre de 1991.
Relato da história "Maria vai com as outras".

1991

Qualquer nome é meu nome

Na escrita do próprio nome observo possibilidades distintas nas situações de cópia e sem modelo. Em geral, a cópia é realizada conforme convenção. A escrita espontânea inclui omissões, rotações e inversões de ordem (Figura 3).

Sabrina faz uma leitura global de seu nome. O todo da palavra oralmente emitida corresponde ao conjunto das grafias. Aponta para a primeira letra e repete "Sa", corre o dedo indicador até a última letra e diz "brina".

[Superando obstáculos] **37**

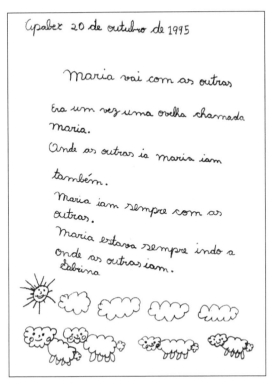

Figura 2 – Segundo semestre de 1995.
Relato da história "Maria vai com as outras".

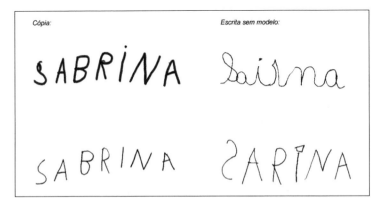

Figura 3 – Março, 1991.
Cópia e escrita espontânea.

Quanto ao reconhecimento, vejamos situações ocorridas em sala de aula. Antes de os alunos realizarem os desenhos, escrevo seus nomes em folhas de sulfite. Peço que cada um pegue a folha com seu nome. Embora denomine algumas letras do alfabeto, em nenhum momento Sabrina recorre a esse conhecimento para identificar seu nome. É como se tais denominações não passassem de simples memorização mecânica. Isso é confirmado quando observo que ela seleciona ao acaso uma das folhas de sulfite.

Comportamento similar acontece quando distribuo cartelas onde estão escritos os nomes de todas as crianças do grupo e peço que os reconheçam. Ela considera sua qualquer cartela escolhida. Não há justificativa para a escolha.

Sabrino não é Sabrina

Depois de todo o trabalho desenvolvido em sala de aula, ao final do ano ela estabiliza a escrita de seu nome. Em letra de fôrma, coloca sua assinatura em todos os trabalhos de classe, sem se esquecer de nenhum detalhe.

Na atividade de reconhecer o nome, Sabrina não hesita em selecionar sua cartela. Apóia-se num indício – a primeira letra. Ao oferecer-lhe outras cartelas com palavras variadas, com a grafia parecida com a de seu nome e começando com a mesma letra, o reconhecimento deixa de ocorrer.

Ao repetir essa situação, percebo uma busca geral por outros indícios, qualquer outro pormenor significativo que a auxilie na identificação do nome. Seu esforço é tão intenso nessa tarefa que, no final de 1991, Sabrina reconhece seu nome sem nenhuma dificuldade. Apesar de a justificativa variar, percebo que o esforço dela para superar mais um desafio não foi em vão.

Como exemplo desse reconhecimento, escrevo "Sabrino" e pergunto se aquele é seu nome. Depois de breve momento de observação, ela diz: "O meu nome tem Sabrina no começo", aponta para a letra **S**, "e esse", aponta para a cartela onde escrevi Sabrino, "também tem Sabrina no começo, só que daí tem **o** no final e o meu tem **a** no final, olha... Sabrina", e prolonga de maneira acentuada a última letra.

Momento decisivo

No início do trabalho, Sabrina apresentava uma escrita convencional em situação de cópia. Entre essa etapa e a da escrita espontânea das mesmas palavras há um descompasso mais acentuado do que aquele observado em relação ao próprio nome. Imediatamente depois de ter feito a cópia de várias palavras, Sabrina representa-as entre garatujas ou pequenas linhas contínuas.

Algumas questões sobressaem-se quando analiso o conjunto dos desempenhos. Sabrina apresenta uma coordenação motora que a habilita a desenhar as letras, copiando os modelos propostos sem alteração. Além do mais, ela identifica várias letras do alfabeto. Tais conquistas, apesar de importantes, são insuficientes para conduzir à compreensão do que está sendo representado graficamente, o que justifica o descompasso apontado.

A conquista do sistema representativo da escrita implica a necessidade de a criança aprender a raciocinar sobre o que realiza. Importa refletir a respeito de como diferentes letras se juntam para expressar os vários significados da língua. Tal reflexão abrange reorganização ou reestruturação das informações recebidas para que se transformem em conhecimento próprio. Quando se privilegia o raciocínio, a repetição de memória de palavras ensinadas ou a capacidade de desenhar letras perdem significância. O raciocínio da criança é imprescindível para a posse efetiva daquilo que lhe é transmitido socialmente.

Estimulo Sabrina a comentar tudo o que escreve, a explicar cada composição gráfica. Observo reações interessantes. Segue a descrição do que aconteceu em uma das atividades de sala de aula. Ofereço vários retângulos do mesmo tamanho, confeccionados em papel-cartão, com o nome de cada aluno escrito em letra de fôrma. Espalho tudo sobre a mesa e solicito que cada um pegue o retângulo com seu nome. Depois de um período prolongado de manuseio, Sabrina pega dois cartões, o seu e o de Fernanda. Questionada a respeito, ela aponta para as duas letras **A** nos cartões. Aparenta estar indecisa sobre qual escolher. Pergunto:

– Você acha que está escrito Sabrina nos dois?

– Não – é a resposta imediata.

40 [Maria Elisabeth Grillo]

– O que você acha que está escrito em cada um?
– Não sei.
Sabrina continua a olhar alternadamente para os dois cartões, apontando em cada um deles para a letra **A**. Prossigo o questionamento:
– Como chama essa letra que você está apontando?
– Letra **A**.
– Além da letra **A**, quais outras letras você conhece nestes cartões?
Depois de um instante de silêncio, Sabrina afasta os dois cartões, desistindo de pegar um só, e responde:
– Eu não sei.
À medida que o tempo avança, Sabrina participa com entusiasmo dos jogos e brincadeiras. Quanto mais aumenta seu envolvimento nas situações propostas, mais percebo um decréscimo dos pedidos de ajuda. É como se ela começasse a acreditar na possibilidade de realizar algo por si mesma.
Incentivo Sabrina a substituir os traços irregulares por letras. As substituições começam a ocorrer espontaneamente, até que os rabiscos desaparecem. Sua hipótese, nesse momento, é a de que para escrever é preciso utilizar apenas letras, e a quantidade delas independe da extensão das palavras que representam. Observo que Sabrina usa de quatro a oito sinais para escrever o que deseja.
Vejamos uma situação de frases: para escrever a poesia "O menino azul", Sabrina compõe seis fileiras de letras (Figura 4).
Ao comparar as fileiras de letras observo certo cuidado na distribuição dos sinais gráficos. Na primeira, segunda e terceira fileiras, ela coloca sete sinais; na quinta e sexta, oito. Seu repertório de formas gráficas é limitado. No exemplo dado observo apenas dez letras diferentes que, reposicionadas ou substituídas, expressam significados distintos. Ao ler o que escreveu, Sabrina corre o dedo por toda a extensão das fileiras, enquanto repete a poesia que conhece de memória.
Sabrina escreve e reconhece seu nome, qualquer que seja a situação, e canta as letras do alfabeto. Essas são conquistas importantes, mas, do ponto de vista do processo de aprendizagem da escrita, pouco a auxiliam no momento em que quer escrever, por exemplo, "sapato" e "saco", duas palavras iniciadas com a sílaba **SA**.

[Superando obstáculos] **41**

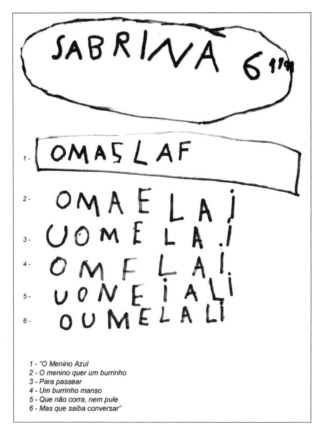

Figura 4 – Junho, 1991.
Poesia "O menino azul".

Durante anos seguidos pensei que a cópia ou o reconhecimento do próprio nome era suficiente para que, a partir dele, uma criança pudesse escrever muitas outras coisas, especialmente palavras que tivessem composições silábicas similares. Por exemplo, se uma criança soubesse escrever e identificar seu nome, Ana, eu supunha que fosse fácil para ela escrever a palavra "ano". Para facilitar ainda mais essa suposta conquista, achava que bastaria repetir várias vezes as vogais. Como pude enganar-me durante tanto tempo? Quantas vezes perguntei-me a razão do fracasso de tantas crianças com escritas tão similares. Só agora, com bastante clareza, percebo

42 [Maria Elisabeth Grillo]

quão difícil é iniciar o processo de generalização das letras do próprio nome. Essa compreensão muda radicalmente a interação com as crianças. E é isso o que importa. A partir do instante em que nos damos conta do quanto elas se empenham para chegar ao domínio do processo de representação da escrita é que podemos nos alegrar e nos comover com cada conquista. Pouco importa *o quanto* está sendo conquistado. O essencial é caminhar com passos firmes. As crianças têm de manifestar real entendimento, sem o qual não conseguem apreciar o que realizam graficamente. A escrita e a leitura só se tornam prazerosas quando o que se escreve e o que se lê têm significado para nós mesmos. O eu não pode estar ausente no decorrer dessa troca tão importante com o outro. É esse envolvimento cognitivo, mas também afetivo, que nos impulsiona e nos faz querer aprender mais e mais. O que acabo de expor permeará os comentários seguintes.

Sabrina tem as atividades gráficas intensificadas. Percebo sua preocupação com a quantidade de caracteres necessários para escrever algo. Isso acontece porque antes de escrever uma palavra ela a repete baixinho algumas vezes. Nessa repetição silabada, quase inaudível, é como se ela procurasse descobrir o número de letras necessárias para representar cada parte da palavra. Ora uma sílaba é grafada com uma letra, ora com duas, três ou mais. Devido à ausência de uma correspondência um a um entre recortes orais e letras, nos instantes de leitura, Sabrina aponta para algumas enquanto repete determinada sílaba ou faz o contrário, junta duas ou três sílabas e mostra apenas uma letra. É o que ilustra a figura a seguir, que representa a lista de ingredientes de uma receita feita em nossa cozinha experimental (Figura 5).

À medida que se acentua o procedimento de repetir pausadamente uma palavra antes de escrevê-la, as conquistas de Sabrina na escrita avançam com rapidez. Essa descoberta representa um momento decisivo no processo de aquisição da leitura e da escrita. De posse de tal conquista, e estendendo-a mais e mais para todas as situações, Sabrina começa a tomar consciência do traço de sonoridade. Assim, no final de 1991, ela desenha um casal de índios. Ao repetir várias vezes as palavras "índio" e "índia", diz : "Já sei... **in**... **in**... **in**... tem **i**", e coloca a letra **I** para iniciar a escrita das duas palavras.

[Superando obstáculos] 43

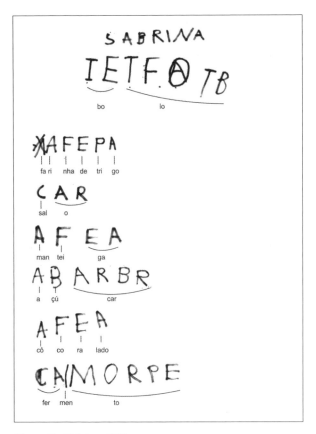

Figura 5 – Outubro, 1991.
Ingredientes de uma receita.

Outras palavras são escritas com quaisquer letras. Em "índio" e "índia", Sabrina toma consciência do valor sonoro das sílabas iniciais das duas palavras. Talvez esse comportamento seja casual. Mesmo que seja, vale registrá-lo, porque, se ela efetivamente compreender quais letras representam as sílabas que repete em voz baixa, essa conduta tenderá a reproduzir-se em outras situações. Ressalto que, em outros momentos, Sabrina coloca qualquer letra, embora repita de modo lento cada divisão silábica feita.

Analisando o conjunto de situações, percebo nitidamente que o processo de aprendizagem da língua escrita é caracterizado por idas e vindas. Em alguns instantes a criança parece dar um passo à frente. Em seguida, retoma o comportamento erroneamente julgado por nós como ultrapassado. A impressão que tenho hoje é a de que as crianças necessitam desse ir e vir para poder afirmar-se, caminhando com segurança na direção de conquistas maiores.

1992

Conflito e conquista

Como Sabrina já escreve seu nome da maneira convencional, as conquistas dizem respeito ao entendimento progressivo do que cada sílaba representa. Sabrina começa a modificar a leitura de seu nome. Ao tentar corresponder uma sílaba a cada letra escrita, ela entra em conflito, julgando a quantidade de caracteres gráficos maior do que aquela que diz respeito aos recortes que faz ao repetir o seu nome. Instalado o conflito, busca recursos próprios para solucioná-lo. Ora observo prolongamento de um ou outro som de modo a fazer coincidir a emissão do nome com suas primeiras e últimas letras, ora a inclusão do sobrenome. Tais recursos, embora distintos, resultam numa forma de interpretação que a satisfaz, pelo menos naquele instante. No decorrer do semestre, Sabrina identifica e justifica a escolha do próprio nome, até mesmo identificando as letras que pertencem ou não a ele.

Durante algum tempo, ela interpreta o próprio nome tentando uma leitura silábica. O conflito é enorme. A quantidade de letras é maior do que as sílabas oralmente percebidas. Ela reage, dizendo: "Não dá certo pra ler, mas não pode tirar porque é tudo letra do meu nome".

No final de 1992, ela consegue fazer uma interpretação alfabética do próprio nome, identificando cada uma de suas sílabas. Não há mais letras sobrando.

Pensando pelas letras

O entendimento repercute, paulatinamente, na escrita em geral. As tentativas de sonorização, registradas esporadicamente nas

[Superando obstáculos]   **45**

representações gráficas do semestre anterior, intensificam-se pouco a pouco. Sabrina decompõe oralmente o que pretende colocar no papel. Parece que tão importante quanto escrever é descobrir como a palavra deve ser escrita. A conseqüência mais imediata dessa preocupação com o modo de representar o que deseja escrever gera uma série de conflitos que Sabrina busca contornar.

Peço a representação, por meio do desenho e da escrita, de um evento do qual ela participara – um torneio olímpico de pessoas com deficiência intelectual. Desenhos feitos, ela pronuncia várias vezes e de forma silabada "Pis-ta, pis-ta, pis-ta". Em seguida, escreve três letras: **PAI** (Figura 6).

Solicito a leitura do que escreveu. Ela aponta para a letra **P** e fala "pis", indica a letra **A** e repete "ta". Ao perceber que a quanti-

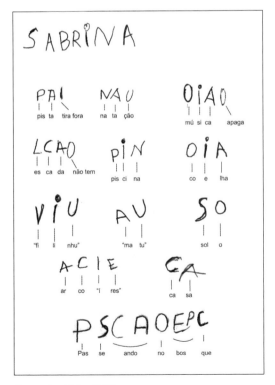

Figura 6 – Maio, 1992.
Escrevendo sobre um torneio olímpico.

46 [Maria Elisabeth Grillo]

dade de letras não corresponde à quantidade de sílabas emitidas, olha para seu trabalho e para mim. Seu semblante demonstra preocupação. Parece querer ajuda para entender a razão desse desencontro. Aponto para a letra **I** e pergunto:
– E aqui, o que você acha que está escrito?
Depois de minutos de silêncio, ela aponta para a letra **I** e diz:
– Essa tira fora.
– Mas por que tirar fora?
– Porque não dá, porque é pis... ta.
Procedimento semelhante ocorre na mesma atividade. Ela coloca **OIAO** para "música" e **LCAO** para "escada". No momento da leitura caem as letras finais dessas duas palavras. "Essa apaga" e "Essa não tem", diz ela referindo-se às terminações. Já na escrita das palavras piscina e natação, como as correspondências um a um entre grafias e recortes silábicos são exatas, não há sobras.

Ao relacionar esses dois procedimentos noto que as antecipações nem sempre ocorrem, apesar de Sabrina falar de forma silabada antes de escrever. Algumas vezes, ela só toma consciência da quantidade de caracteres no momento em que faz a leitura, atribuindo a cada um deles uma sílaba. Essa consciência se consolida aos poucos, com a reflexão sobre o fazer gráfico. O procedimento de pedir para tirar, riscar e apagar as letras permanece por longo tempo. Ora há correspondências um a um, ora são colocadas uma, duas ou mais letras para um só recorte oral.

O procedimento de unir segmentos orais e notações gráficas indica avanço notável, pois a criança dirige sua atenção para as palavras escritas. Sabrina não coloca qualquer letra, mas escolhe aquela que representa um ou outro valor sonoro da sílaba pronunciada. Por exemplo: **PA** = pista (**P**=pis, **A**=ta); **PIN** = piscina (**P**=pis, **I**=ci, **N**=na); **ACIE** = arco-íris (**A**=ar, **C**=co, **I**=i, **E**=ris); **CA** = casa (**C**=ca, **A**=sa).

A conquista não se generaliza de imediato para todas as situações. Por exemplo: **PSCAOEPC** = Passeando no bosque (**P**=pas, **S**=se, **CA**=ando, **O**=no, **EP**=bos, **C**=que).

No final do semestre, observo as primeiras tentativas de colocação de duas grafias para cada sílaba falada. Ocasionalmente, as letras colocadas são realmente aquelas que compõem a palavra. Uma situação em que ela desenha e escreve sobre o meio ambiente mos-

[Superando obstáculos]   **47**

tra isso. Desenhada a figura da árvore, escreve **AREV** e interpreta **AR**=ar, **EV**=vre. Isso porque em vez de árvore ela fala "arvre". Na palavra morta ela coloca **MTA**, **M**=mor, **TA**=ta. Atribuir duas ou mais letras a uma determinada sílaba significa iniciar a conquista da base alfabética da escrita. Em vez de atribuir apenas uma grafia a um segmento oral, a criança passa a incluir mais letras. Essa aprendizagem conceptual se caracteriza igualmente por comportamentos instáveis. A produção permite a compreensão desses dizeres. No entanto, a impressão que surge quando a criança caminha na direção de tais conquistas é a de que há um retrocesso.

Nem sempre as letras selecionadas têm algo a ver com a sílaba em questão. É o caso de **PRAI** para "porque", em que **PR**=por e **AI**=que; **FOAT** para "fogo", **FO**=fo, **AT**=go; **ARS** para "flores", **AR**=flor, **S**=res; **PSAVO** para "passarinho", **PS**=pas, **SA**=sa, **VO**=rinho. A primeira impressão é a de perda ocasional de sonorização. Puro engano. Não há perdas. Há novas conquistas, com todas as instabilidades que as caracterizam. Essas conquistas são muito importantes e é preciso esmiuçá-las, até para provocar entendimento dos defensores do método tradicional, críticos fortes dessa questão.

A compreensão de como as letras podem combinar-se para formar sílabas e a generalização desse entendimento para quaisquer palavras demoram porque são conquistas que ampliam conhecimentos anteriores e, por isso mesmo, exigem empenho maior por parte da criança. Trata-se de destacar não apenas um valor sonoro, e sim aqueles passíveis de designar de que maneira as letras unem-se na construção da sílaba. Tal descoberta justifica conceber a aquisição da língua escrita como uma aprendizagem conceptual. As idas e vindas de Sabrina atestam que a construção do conhecimento não acontece de forma linear, mas há regularidade nas conquistas. A todo instante ela escreve apoiando-se nas hipóteses anteriormente citadas.

Os progressos apontados não evoluem de imediato para os momentos em que as palavras são inseridas em contextos de frases. Embora eu verifique que Sabrina utiliza os mesmos recursos registrados na escrita de palavras isoladas – bater com o dedo sobre a mesa ao silabar o que vai ser colocado no papel –, percebo que ela acaba atribuindo mais letras do que as necessárias para apresentar uma sílaba, ou vice-versa. Para escrever "o coelho estava passeando com a carroça", ela coloca **OCEOVPASOLOAGABS**, O=O, C=co, E=elho, O=es, V=tava, PA=pas, S=se, OL=ando, O=com, A=a, GA=car, B=ro, S=ça.

Aprender com a criança

Sabrina antecipa cada vez mais a quantidade de letras para escrever, bem como os valores sonoros correspondentes. Por isso mesmo, enfrenta outros conflitos. Ela se dá conta, gradativamente, de que é necessário introduzir mudanças em sua maneira de escrever. Procura aproximar recortes orais, valores sonoros e quantidade de letras. Vejamos o que ocorre durante a transição entre uma hipótese ora julgada pela própria criança como insatisfatória (hipótese silábica) e outra prestes a ser conquistada (hipótese alfabética).

Apresento uma lista de receitas para as crianças decidirem quais serão feitas no decorrer do mês. Depois da escolha, peço que escrevam os nomes das suas preferidas. Sabrina escreve **BODFBA** = bolo de fubá, **B**=bo, **O**=lo, **D**=de, **F**=fu, **BA**=bá; **PAOOEQOJO** = pão de queijo, **PAO**=pão, **O**=o, **E**=de, **QO**=quei, **JO**=jo; **BODC-GOLT** = bolo de chocolate, **B**=bo, **O**=lo, **D**=de, **CG**=cho, **O**=co, **L**=la, **T**=te. Nessas produções aparecem somente as sílabas **BA**, em fubá, **JO**, em queijo, e **PAO**, em pão, representadas com todas as suas letras (Figura 7).

Sem deixar de lado as correspondências entre uma letra e um recorte oral, em alguns momentos Sabrina coloca mais de uma letra para compor a sílaba destacada também na oralidade. Algumas vezes aparecem, nessas tentativas, as letras pertencentes à sílaba da palavra escrita.

Antes de pegar o lápis, Sabrina repete várias vezes o que escreverá depois. Num desses momentos pergunto-lhe:

– O que está acontecendo?

A resposta é imediata.

– Estou pensando na letra pra escrever.

Assim, em progressão, Sabrina identifica as partes destacadas na oralidade, embora nem sempre mantenha a ordenação conven-

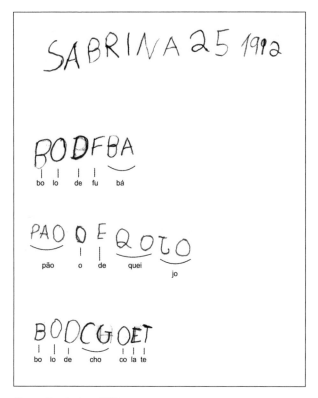

Figura 7 – Junho, 1992.
Receitas preferidas.

cional dessas partes, no que se refere às letras que compõem as sílabas e às sílabas que se juntam para formar as palavras. Vejamos o que acontece na escrita de uma situação desenvolvida durante o recreio, um jogo de peteca. Antes de escrever o nome de cada colega do grupo, ela fala pausadamente: "Ti-a-go... ti... ti...", em seguida escreve: **TGOA**. Peço a leitura da palavra. Ela aponta para o **T**, diz "ti", e permanece em silêncio enquanto olha as demais letras.
– E depois do Ti, o que vem?
A resposta é:
– Não dá certo pra ler. Mas o nome dele tem todas essas letras. Sabrina retoma a leitura. Aponta para a letra **T** e diz:
– Olha, aqui é **ti**.

Em seguida, aponta para a letra **A** e completa:
– Aqui é **a**.
Meu questionamento prossegue, agora no que diz respeito à sílaba **GO**:
– Se você disse que aqui está escrito **go**, qual é então o lugar dessas letras?
– Acho que é aí mesmo. Vou deixar assim.
Na mesma produção, Sabrina escreve **FONABI** = Fabiano, **F**=Fa, **BI**=bi, **ONA**=ano; **RIAT** = Rita, **RI**=ri, **AT**=ta; **BRBARARA** = Bárbara, **BR**=Bar, **BA**=ba, **RARA**=ra. Como o procedimento de leitura é similar, a todo instante ela parece entrar em conflito – aquela ordenação própria da oralidade nem sempre se confirma na escrita. Assinala com o indicador as letras ao mesmo tempo em que repete oralmente as sílabas correspondentes.

Como ela estava realizando uma leitura silábica do próprio nome, peço que compare os procedimentos, perguntando-lhe:
– Por que seu nome deu certo para ler?
– É porque no meu tem primeiro **sa**, depois o **bri** e depois o **na**.
– E o nome do Tiago, como você fala o nome do Tiago?
– Eu falo Ti... a... go, mas não dá para ler assim.
– Mas por que não dá para ler assim?
– Eu não sei.
Procuro incentivá-la:
– Você não quer tentar escrever de um jeito que dê certo para ler?
– Não. Agora vou deixar assim, tá muito difícil.
Intensifico as atividades com material gráfico, desenvolvendo situações em que Sabrina possa refletir sobre o que faz. Dessa maneira, ela amplia a escrita de sílabas. A atividade em que peço que escreva os nomes dos animais que mais gostou de ter visto no zoológico é um exemplo (Figura 8).

Ela escreve **URSO** = urso; **ELFT** = elefante, **E**=e, **L**=le, **F**=fan, **T**=te; **CRIDM** = dromedário. Ao ler essa última palavra, ela afirma:
– Não pode ser assim, porque dromedário começa com **o**.
– E o que você pode fazer?
– Vou deixar assim porque agora eu quero escrever "jacaré" e outros bichos.

[Superando obstáculos] 51

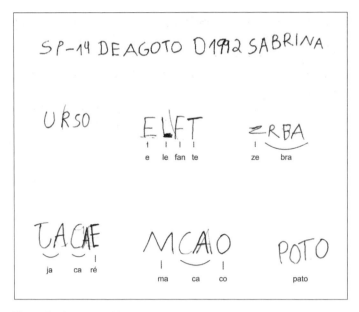

Figura 8 – Agosto, 1992.
Animais preferidos.

Sabrina escreve **JACAE** = jacaré, **JA**=ja, **CA**=ca, E=re; **MCAO** = macaco, **M**=ma, **CA**=ca, **O**=co; **POTO** = pato, **PO**=pa, **TO**=to; **ZRBA** = zebra, **Z**=ze, **RBA**=bra.

Essa última produção permite constatar que Sabrina está cada vez mais atenta, escolhendo as grafias com cuidado. Como resultado, evolui na manutenção do traço de sonoridade entre as letras que são ordenadas e as sílabas que compõem as palavras. Tal preocupação aparece no momento da leitura, quando ela tem possibilidade de comparar o que foi registrado com o que repete oralmente. Muitas vezes ela começa interpretando o que escreve, em seguida pára e diz: "Olha, não dá pra ler". Geralmente, comenta qual letra está faltando ou aponta para a troca: "O lugar dessa letra não é aqui, tem que mudar".

Aos poucos, percebo que ela não se satisfaz em apontar para o que está trocado ou o que falta, procurando reformular sua escrita. A atividade em que desenha e escreve a história "Os três cabelos" mostra de que maneira ocorrem as reformulações. Depois de ter

escrito o título da história, **OSCIOBO**, faz a seguinte leitura: aponta para as letras **OS**, repete "os" e continua a leitura de forma inaudível. De repente, pára, olha para mim e diz:
– Olha, já descobri. Está faltando o **3** e cabelo não tem esse **I**; no lugar do **I** vou por **B**.

Desse modo, modifica a palavra anterior para **OS3CBSO** = Os 3 cabelos, **OS**=Os, **3**=3, **C**=ca, **B**=be, **SO**=los. Em seguida, coloca **FDIDA** = fada. Para mostrar onde está escrito **fa**, ela aponta para a letra **F** e corre o dedo até a sílaba **DA**, dizendo "da".

Nesse instante pára e fica observando a própria produção. Em seguida, diz:
– Mas assim não tá certo. Vou escrever de novo.

Então ela escreve **FDI** = fada, **F**=fa, **DI**=da. Ao comparar a primeira produção com a segunda, reformula uma vez mais. Escreve **FDA** = fada, **F**=fa, **DA**=da, e finalmente parece satisfeita com o resultado.

Mantenho meus procedimentos, com pequenas variações. Os questionamentos ocorrem no momento da menção ao próprio nome ou a outras palavras fixas. Com esse estímulo, Sabrina conquista uma quantidade cada vez maior de sílabas, principalmente quando ficamos lado a lado e ela compõe cada palavra com as letras avulsas e, em seguida, a copia para sua folha. Para exemplificar, segue um diálogo ocorrido durante uma situação com letras avulsas.

Depois de Sabrina compor o próprio nome, pergunto-lhe:
– Sabrina, você acha que seu nome pode te ajudar a escrever a palavra ca... bri... to?
– Não sei, deixa eu ver, ca... ca... bri... to, cabrito tem ca de casa – ela escreve **CA** –, o bri... bri... bri... o bri é do meu nome – põe **BRI**. – **CABRI**... to... to... to tem o ti do Tiago que vira to – completa com **TO**.

Depois de Sabrina ter escrito **CABRITO**, volto a fazer referência ao nome:
– Você acha que seu nome também pode te ajudar a escrever Sabrino?

Ela não responde de imediato, permanecendo calada por minutos. Depois fala baixinho enquanto escreve **SABRI**. Fica mais algum tempo parada, sem dizer nada. Respeito seu silêncio. Deixo-a

com seus pensamentos e vou espiar os trabalhos de seus colegas.
Minutos depois Sabrina me chama:
– Eu já escrevi Sabrino (**SABRINO**), você quer ver?
– Como seu nome te ajudou a escrever Sabrino?
Aparentando satisfação, ela responde:
– Eu fui falando e pensando no meu nome. O **Sabri** do Sabrino é igual ao meu **Sabri**. Só que o meu nome tem **na** e Sabrino tem **no**.
– O que você fez para o **na** virar **no**?
– É só tirar o **a** e colocar o **o**, aí o **na** vira **no**.
Nessa mesma produção, Sabrina compõe outras palavras e frases. Ela realiza uma escrita alfabética.

A alegria da autoconfiança

Não posso deixar de comentar esses últimos trabalhos sem enfatizar o seguinte: o esforço da Sabrina por mim percebido, como observadora, não poderia deixar de ser notado também por ela mesma. A percepção do próprio empenho aparece no sorriso alegre de se julgar capaz. A alegria da autoconfiança é o único sentimento capaz de impulsionar a busca de novas conquistas. Compartilho dessa alegria. Certifico-me da importância de orientar o raciocínio da criança para que ela descubra, por si mesma, jeitos diferentes de lidar com o funcionamento da língua escrita. A repercussão de minhas atitudes não acontece de imediato. Em certas ocasiões, o mais acertado é manter a calma e deixar a ansiedade de lado, aguardando outra oportunidade para questionamentos. Meu desafio diário é tentar entender as intenções da criança para escrever e ler de uma maneira ou de outra. O desafio dela é avançar na direção de um domínio progressivo da leitura e da escrita, enfrentando todas as dificuldades inerentes a uma aprendizagem conceptual.

1993

Novos desafios: a transição do conhecimento

Sabrina elabora e reelabora várias hipóteses para chegar à etapa atual do processo de construção da língua escrita. Cada etapa é caracterizada por desafios sucessivos que se transformam em novas conquistas. A cada momento, ela interpreta de forma particular o que lhe é apresentado.

No início desse ano, Sabrina ainda apresenta produções indicativas de uma etapa de transição entre as hipóteses silábica e alfabética. A hipótese silábica é desestabilizada quando há o entendimento de como as letras se juntam na composição das sílabas. Esse entendimento poderia ser traduzido da seguinte maneira: com quantas letras se pode compor cada sílaba? Quais são essas letras? Como elas se combinam? A criança não se faz de modo explícito tais perguntas, mas age de acordo.

Depois de representar por meio do desenho a história de "A Bela e a Fera", Sabrina escreve **ABEBEAEAFEIRA**, ora falando pausadamente o que escreverá depois, ora falando e escrevendo ao mesmo tempo. Terminada a tarefa, peço-lhe a leitura. Apontando para as grafias iniciais, **ABEBE**, Sabrina lê "a bebe". Pergunto-lhe:

– É bebe que você quis escrever?

– Não. Eu queria escrever bela. Bela não tem esse **E** (aponta para o segundo **E**), tem **A**; eu vou escrever de novo.

Ela substitui o segundo **E** por **A**, produzindo **ABEBA**. Peço a leitura da segunda produção. A resposta é:

– Bela.

– Mostre-me então onde está escrito o "la" da Bela?

Depois de ler bem baixinho o que escrevera, ela diz:

– Bela tem **la** e aqui eu pus **ba**. Eu vou deixar assim. Depois eu escrevo de novo Bela.

Sabrina prossegue interpretando as demais letras. Diante da escrita **FEIRA**, interpretada "Fera", peço-lhe que aponte para as respectivas sílabas da palavra. Ela o faz, sem titubear. Depois da leitura, conclui que a palavra "Fera" tem letra sobrando:

– Esse **i** (aponta para a letra **i**) não tem, precisa tirar fora.

Nesse mesmo trabalho, Sabrina escreve outras palavras. Quando comparo a conduta manifestada na escrita e na leitura de "A Bela e a Fera" com o ocorrido, por exemplo, em "Rico Mercador" (**RCECO, R**=ri, **C**=co, **E**=mer, **C**=ca, **O**=dor) ou **AVRIEA** = árvore (**A**=ár, **VRI**=vo, **EA**=re), percebo com clareza o que significa uma etapa de transição entre duas hipóteses.

Num mesmo trabalho e num mesmo instante a criança representa cada segmento oralmente destacado ora com duas ou mais letras, ora com uma. Nem sempre ela reconhece adotar condutas distintas para produzir a escrita de uma palavra. Isso mostra bem que o entendimento das composições silábicas constitui a construção de conhecimento, com todos os seus percalços, uma construção caracterizada por idas e vindas próprias de conquistas efetivas e, por isso mesmo, que demanda certo tempo. Essas idas e vindas são percebidas em outros trabalhos.

Com o avanço do semestre, a escrita alfabética aparece com maior freqüência, inclusive com a utilização das letras de acordo com seus valores sonoros nas sílabas. O entendimento da língua escrita é de tal nível que permite a ela muitas vezes reformular o que acabou de escrever, bastando para isso ler os próprios registros. Em outros momentos, sugiro comparações. A partir de referências próprias, espontaneamente, ela faz autocorreções.

O caminho percorrido ao longo de todo o primeiro semestre de 1993 é caracterizado por constantes reformulações de hipóteses. A partir do fazer e refletir sobre os próprios registros, chega-se à possibilidade de entendimento a respeito da língua escrita. Como os progressos se tornam pouco a pouco conscientes, é importante salientar que a relação de Sabrina com as atividades gráficas é prazerosa. Sem receio de errar ou de ver censurada qualquer conduta, o sentimento manifestado em vários momentos é de alegria. Alegria por produzir e por ter a chance de reformular o que não a satisfaz. É essa possibilidade que favorece o entendimento e gera autoconfiança e prazer em escrever e ler.

A escrita alfabética

A conquista da hipótese alfabética está definitivamente consolidada – quinto nível de aquisição da escrita. No início de agosto, a discussão das crianças gira em torno do Dia dos Pais. Depois de muita conversa, decidem fazer um cartão. Sugiro a Sabrina que escreva o que ela gostaria de dizer a seu pai. Com tranqüilidade, ela começa a falar baixinho e a escrever. Minutos depois, apresenta sua produção. Escreve uma mensagem para seu pai e uma quadrinha que sabe de memória (Figura 9).

[Maria Elisabeth Grillo]

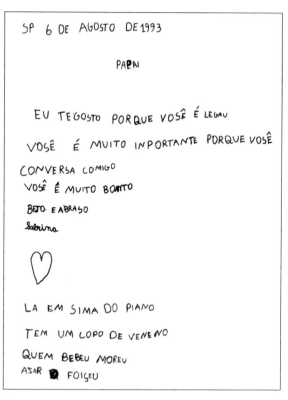

Figura 9 – Agosto, 1993.
Escrita alfabética.

    Um exemplo sobre as amplas possibilidades de Sabrina refletir sobre o que realiza aconteceu numa discussão sobre poluição. Os comentários a respeito do tema foram tão envolventes que as crianças decidiram fazer uma campanha sobre o lixo dentro da escola. Tiveram oportunidade de falar e representar o tema para colegas, pais e funcionários. Após a dramatização, Sabrina escreve sobre a poluição. Diante da palavra cidade, escrita duas vezes, uma com **c** e a outra com **s**, tento ajudá-la fazendo a seguinte pergunta:
    – Por que você escreveu cidade uma vez com **s** e outra vez com **c**?
    – Sabe, aqui – aponta para a palavra cidade escrita com **s** –, quando eu falei **ci** eu vi o **s** do meu nome e coloquei, depois eu pus

o **i**, daí virou **si**. Nessa daqui – aponta para a palavra cidade com **c** –, quando eu falei o **ci** eu vi o **c** da cebola, daí eu coloquei o **c** depois o **i** para virar **ci**.

– Mas você acha que pode escrever a mesma palavra com letras diferentes?

– Não pode, mais os dois servem – aponta para as duas escritas –, porque os dois têm a mesma fala... **ci**. Para compreender algumas regras lingüísticas estabelecidas por convenção é imprescindível ter construído, entre outros fatores, o entendimento de que os valores sonoros similares podem corresponder a caracteres gráficos distintos, como acontece em **si** e **ci**. Com palavras diferentes das minhas, Sabrina demonstra ter alcançado tal compreensão. Sua explicação confirma o que foi comentado anteriormente na fundamentação teórica do trabalho. A aquisição da escrita é, efetivamente, uma conquista conceptual.

1994

Ponto de interrogação

Conquistada a base alfabética, procuro estimular o entendimento de regras convencionais. Recorro a cartelas com pequenos textos a serem comparados. Ao ler as pequenas histórias, Sabrina começa a questionar o ponto de interrogação. Durante algum tempo, ao fazer uma leitura, ela mostra o sinal ao mesmo tempo em que repete: "ponto de interrogação". Retomo minha explicação perguntando a razão de eu ter colocado esse tipo de pontuação. A sua resposta é: "porque sim". Quando insisto, diz: "Aqui está escrito ponto de interrogação".

Num certo dia ela agrupa algumas cartelas e explica o seguinte:

– Sabe o que eu descobri nessas cartelas? Eu descobri que quando a gente faz pergunta tem que colocar esse ponto (mostra o ponto de interrogação). Outro dia você me disse que chama ponto de interrogação. Hoje, quando eu fui colocando os parecidos juntos – referência ao agrupamento das cartelas –, eu fui ler e vi que esse ponto é o de perguntar.

– Sabrina, explique melhor o que você acabou de me contar.

– É assim, Beth. Eu pergunto: "o que tem pro almoço hoje?"

Então eu coloco o ponto de interrogação porque estou perguntando.

Até esse momento, para Sabrina tratava-se apenas da denominação de um sinal, independentemente das minhas explicações. Por isso, toda vez que ela deparava com tal pontuação repetia "ponto de interrogação". Compreendendo agora a função convencional do sinal, ela passa a utilizá-lo nas próprias produções.

Lendo e escrevendo diferentes textos, Sabrina demonstra preocupação cada vez maior com a maneira de representar as palavras. Essa preocupação se manifesta tanto na escrita quanto na leitura, em forma de perguntas. Na maioria das vezes essas perguntas são dirigidas a ela mesma, fato observado quando escreve outros textos.

A escrita em cursiva

Sabrina demonstra interesse pela escrita em cursiva e pede para escrever com esse tipo de letra. Depois de ter feito um texto em letra de fôrma, ela diz:

– Beth, eu quero escrever com letra de mão. Eu gosto de escrever.

Sugiro então que escreva a palavra "gosto":

– Vamos escrever gosto. Qual é a primeira letra dessa palavra?

– É o **G**.

Pego uma folha de papel e lentamente vou mostrando como se faz o desenho da letra. Em seguida peço para Sabrina fazer o mesmo em sua folha. Com esse procedimento vou desenhando cada letra que compõe a palavra sugerida. Cuidadosamente, ela faz o mesmo.

Assim, Sabrina começa a escrever em cursiva sem precisar de treino de coordenação motora ou de cópia de palavras. Simplesmente mostro o desenho de cada letra à medida que ela solicita ajuda. Sabrina faz os traçados das letras sem dificuldade. É o que podemos verificar em um texto primeiramente produzido em letra de fôrma e depois reescrito em cursiva (Figura 10).

[Superando obstáculos]

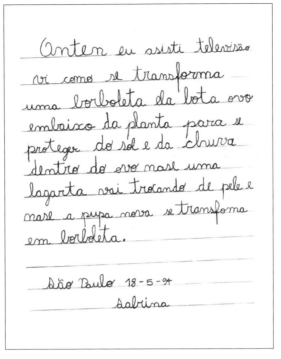

Figura 10 – Maio, 1994.
Escrita de uma reportagem vista na televisão.

A construção de regras

No que diz respeito às regras convencionais, Sabrina apresenta várias conquistas. No final do período, retomo alguns dos textos de Sabrina para comentar regras ortográficas. Passo a transcrever o diálogo ocorrido na discussão da figura:
– Sabrina, você escreveu a palavra lim... po com m e doen... tes com n. Por que o lim de lim... po tem m e o en de doen... tes tem n?
– Porque é assim o jeito de escrever.
Imediatamente componho a palavra doente com letras avulsas, colocando no lugar do **N** a letra **M** e pergunto-lhe:
– O que você acha desse jeito de escrever doente?
Ela me olha atentamente, depois sorri e diz:

– Sabe, Beth, quando a gente fala do... en... te e lim... po, a gente escuta a mesma coisa, mas só que daí não pode escrever com a mesma letra porque fica errado.

– Quem disse para você que fica errado?

– Ninguém, mas eu sei que fica.

Procuro averiguar seu entendimento:

– Como é que se escrevem as palavras pente e campo?

Sabrina compõe as duas palavras com as letras avulsas, mantendo o **N** antes de **T** e o **M** antes de **P**.

– O que você faz para descobrir se uma palavra é escrita com **M** ou com **N**?

— Ah, eu fico pensando. Aí eu falo pen... te. Aí eu vejo se tem **P** perto e também se tem **B**. Se não tem **P** e **B** daí eu coloco **N**. Mas se tem **P** ou **B** não pode colocar **N**, tem que colocar **M**.

Volto a questionar tal entendimento:

– Mas na palavra pente tem **P** perto, por que então você colocou **N**?

– Porque tem que estar bem perto e o **P** do pente está um pouco longe.

– E como você fez para descobrir tantas coisas?

– Sabe, quando você dá aquele monte de palavras para separar as parecidas – minha solicitação é para agrupar os objetos de acordo com suas semelhanças e diferenças –, aí eu vou separando de um monte de jeito. Depois eu vou ler e vejo que tem um monte de palavra com **N** dentro, aí eu coloco tudo junto. Depois eu fiz uma outra fileira só com palavras que tem **M** dentro, aí eu vi que o **M** só fica perto do **P** e do **B** e das outras letras ele não fica.

O exemplo mencionado mostra, de forma clara e inequívoca, a apropriação do conhecimento pela criança. Com o material gráfico, Sabrina tem a possibilidade de fazer diversas combinações, vai reunindo palavras nas quais destaca alguma semelhança, ordenando-as conforme a quantidade de letras. Ela é solicitada a organizar e reorganizar o material de acordo com os critérios progressivamente descobertos. Questionada sobre os arranjos feitos, ela se dá conta de suas descobertas e desenvolve recursos próprios que permitem um entendimento cada vez mais amplo.

[Superando obstáculos]

1995
O ponto final

Apresento para Sabrina dois textos escritos por ela no início desse semestre. Minha intenção é verificar de que modo ela compreende os sinais de pontuação. Diante dos textos, ela explica o seguinte.

– Sabe por que eu coloco esse ponto, ponto final? Eu descobri que quando acaba de escrever precisa colocar. Eu vi no livro e você também coloca quando escreve.

Além do ponto final, Sabrina também começa a utilizar a letra maiúscula ao iniciar uma frase, no caso de recorrer à letra cursiva para produzir um texto.

Para finalizar, segue um texto para demonstrar a conquista de Sabrina no que se refere às regras convencionais. Outros comentários são desnecessários. Ler seu trabalho é suficiente para apreciar seus avanços durante o período que durou este estudo (Figura 11).

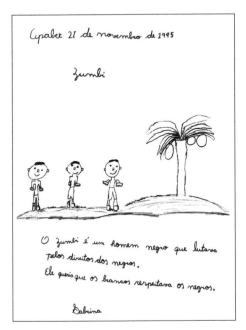

Figura 11 – Novembro, 1995.
Escrita de uma reportagem vista na televisão.

Síntese das conquistas de Sabrina

Para concluir esse relato, é importante relembrar o início da vivência escolar de Sabrina. Dos 7 aos 10 anos ela foi submetida ao método formal de alfabetização. Apesar das inúmeras cópias e leituras realizadas durante esse período, quase nada foi retido por ela no que diz respeito a aprendizagem efetiva. Quando iniciei meu trabalho, as palavras eram escritas de maneira convencional, somente copiadas. Os resultados colhidos no decorrer do primeiro semestre de 1991 apontavam na direção de conquistas características do segundo nível, assim como foi abordado, anteriormente, na fundamentação teórica desse estudo. Deixando de lado as situações de cópia, quer do próprio nome, quer de outras palavras, na ausência de um modelo, ela realizava uma série de pequenas garatujas quando se dispunha a escrever qualquer coisa.

Com crianças bem pequenas, de 3 ou 4 anos, esse tipo de escrita indica o primeiro nível, quando então elas iniciam a diferenciação dos traçados se a intenção for escrever ou desenhar. Minha impressão é a de que, no caso de Sabrina, aquela escrita constituída de pequenas linhas e figuras denotava possível imitação do ato de escrever em cursiva, próprio do adulto ou de uma criança mais velha. Essa impressão se confirma quando revejo suas primeiras produções e avalio o tempo necessário para a superação desse tipo de traçado.

À medida que foi sendo estimulada, ela começou a intercalar garatujas e letras para escrever palavras sem a utilização de modelos. Em poucas semanas, as garatujas desapareceram.

No final do semestre, a forma dos grafismos ficou ainda mais definida, e era possível identificar as figuras. Sem os modelos, a proximidade entre figuras e letras foi alcançada, quando então ela passou a escrever quaisquer palavras com uma quantidade limitada de letras.

Entre 1991 e 1993, Sabrina construiu uma série de hipóteses que foram sendo reformuladas à medida que ocorreram novas assimilações. Quero ressaltar que em três anos ela conquistou um entendimento que não foi atingido anteriormente, apesar de ter sido submetida ao ensino formal da alfabetização em outra instituição.

[Superando obstáculos] **63**

Esse resultado ressalta a ineficácia de utilizar quaisquer métodos, pois nenhum conduz à consolidação da hipótese alfabética, isto é, ao conhecimento das regras da escrita alfabética. Ao contrário, o método gera bloqueios e, o que é pior, gera uma auto-imagem negativa. A criança aprende a se colocar como sujeito que só progride por um ato de benevolência do professor, quando ele se dispõe a "dar-lhe" conhecimento. Por isso mesmo, quando depara com palavras não treinadas antes, a reação da criança é dizer: "não sei escrever essa palavra", "essa palavra não está na minha cartilha" ou algo similar.

No entanto, agindo sobre o material gráfico e tendo oportunidade de descobrir e inventar maneiras originais de lidar com a escrita, a criança constrói conceptualmente esse sistema representativo. Foi o que aconteceu com Sabrina.

Até o final de 1993, ela percorreu o segundo, terceiro e quarto níveis e atingiu o último, produzindo textos muito criativos. A partir de então, passou a superar progressivamente as dificuldades inerentes às regras ortográficas, à separabilidade entre palavras, ao uso dos sinais de pontuação, e assim por diante.

Seu desempenho em cada um dos cinco níveis próprios da aquisição da língua escrita se aproxima daquele apontado por outros autores: reações similares diante das dificuldades, superação gradativa das hipóteses lingüísticas, idas e vindas entre uma e outra maneira de entender a escrita etc. As similaridades são tão marcantes que até ouso pensar que se desde o princípio de sua vida acadêmica Sabrina tivesse tido a oportunidade de criar recursos próprios para lidar com o material gráfico talvez chegasse à hipótese alfabética antes de eu iniciar este estudo.

Quero salientar que o domínio da base alfabética não foi uma conquista isolada. À medida que a escrita avançava, seu raciocínio evoluía nas atividades de agrupar objetos conforme suas semelhanças, ordená-los de acordo com as diferenças de tamanho, peso e textura, avaliar quantitativamente coleções distintas e efetuar as operações elementares. Para comprovar a evolução do raciocínio em qualquer atividade, seguem exemplos que ilustram a resolução de problemas e um texto de Sabrina sobre nossa rádio (figuras 12 e 13).

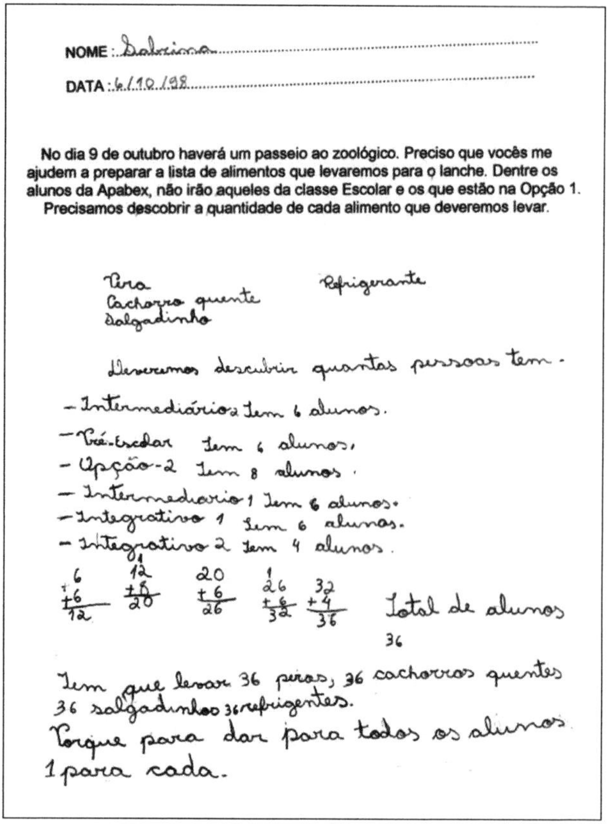

NOME : Sabrina

DATA : 4/10/98

No dia 9 de outubro haverá um passeio ao zoológico. Preciso que vocês me ajudem a preparar a lista de alimentos que levaremos para o lanche. Dentre os alunos da Apabex, não irão aqueles da classe Escolar e os que estão na Opção 1. Precisamos descobrir a quantidade de cada alimento que deveremos levar.

[segue texto manuscrito]

Pera
Cachorro quente
salgadinho

Refrigerante

Deveremos descobrir quantas pessoas tem.
– Intermediários tem 6 alunos.
– Pré-Escolar tem 6 alunos,
– Opção-2 tem 8 alunos.
– Intermediario 1 tem 6 alunos.
– Integrativo 1 tem 6 alunas.
– Integrativo 2 tem 4 alunos.

Total de alunos 36

Tem que levar 36 peras; 36 cachorros quentes 36 salgadinhos 36 refrigerantes.
Porque para dar para todos os alunos 1 para cada.

Figura 12 – Outubro, 1998.
Situação-problema.

Aprendi muito com Sabrina. Aprendi que a criança constrói conhecimentos a partir de ações realizadas com quaisquer objetos do meio em que vive. No caso desse objeto ser a língua escrita, esse agir significa a oportunidade de descobrir de que maneira as letras se combinam para formar sílabas e de que maneira as sílabas se juntam na elaboração das palavras. Estruturando tal conhecimento, simultaneamente a criança desvenda os "mistérios" da língua escrita, dominando-a conceitualmente.

Aprendi com Sabrina que a construção do conhecimento é acompanhada de um sentimento positivo no que diz respeito a si

[Superando obstáculos]

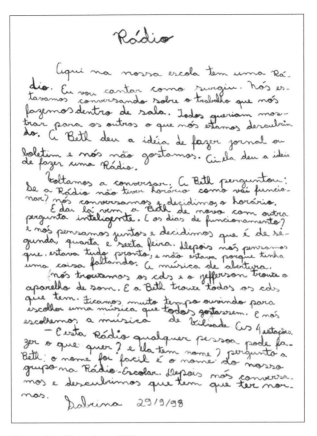

Figura 13 – Setembro, 1998.
O nascimento da nossa rádio.

mesmo. O sentimento de considerar-se capaz de descobrir recursos próprios para superar os desafios propostos pelos objetos que nos rodeiam.

Kleber

Kleber entrou para o grupo estudado no presente trabalho aos 11 anos. A vida escolar de Kleber começou aos 3 anos, quando ingressou numa creche. Em seguida foi para um grupo escolar, para cursar a primeira série do antigo primeiro grau. Até os 10 anos freqüentou várias escolas. Quando era reprovado em uma, ia para outra, cursando sempre a primeira série. Segundo os dados obtidos, Kleber é " uma criança com deficiência intelectual de etiologia não identificada".

Apresento aqui três momentos do processo de aquisição do sistema representativo da escrita. Uma produção realizada no primeiro semestre de 1991, outra realizada no segundo semestre de 1995 e mais uma de 1998, quando finalizo este estudo (figuras 14, 15 e 16).

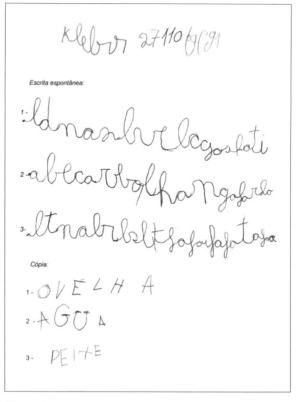

Figura 14 – Março, 1991.
Escrita espontânea e cópia de palavras.

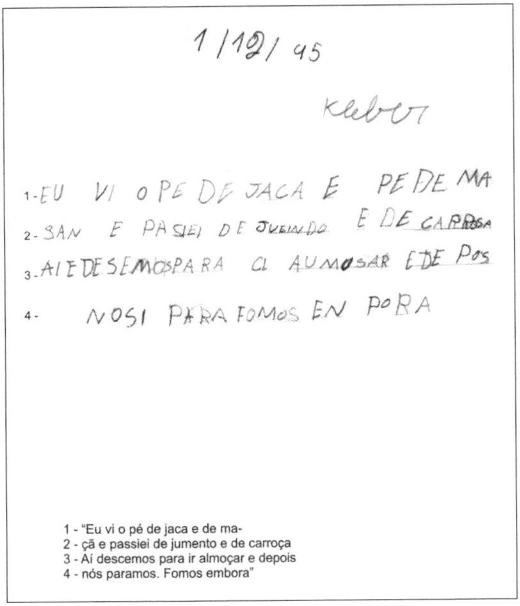

[Superando obstáculos]

> 1/12/95
>
> Klebet
>
> 1-EU VI O PE DE JACA E PEDE MA
> 2-3AN E PASIEI DE JUEINDO E DE CARROA
> 3-AI EDESEMOSPARA a AUMOSAR EDE Pos
> 4- NOSI PARA FOMOS EN PORA

1 - "Eu vi o pé de jaca e de ma-
2 - çã e passiei de jumento e de carroça
3 - Aí descemos para ir almoçar e depois
4 - nós paramos. Fomos embora"

Figura 15 –
Dezembro, 1995.
O passeio.

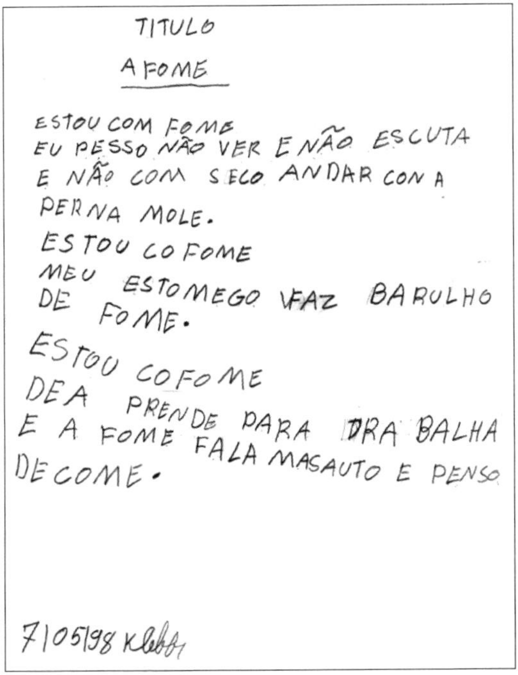

> TITULO
>
> A FOME
>
> ESTOU COM FOME
> EU PESSO NÃO VER E NÃO ESCUTA
> E NÃO COM SECO ANDAR CON A
> PERNA MOLE.
> ESTOU CO FOME
> MEU ESTOMEGO FAZ BARULHO
> DE FOME.
> ESTOU CO FOME
> DEA PRENDE PARA DRA BALHA
> E A FOME FALA MASAUTO E PENSO
> DE COME.
>
> 7/05/98 Klebe

Figura 16
Maio, 1998.
A Fome – Poesia
de Kleber.

Segue a trajetória percorrida por Kleber, com a descrição das conquistas em todas as etapas.

1991

A letra K

Copiando, Kleber reproduz as grafias de seu nome conforme convenção. Quando não há um modelo para ser copiado, percebe-se omissão e inclusão de letras (Figura 17).

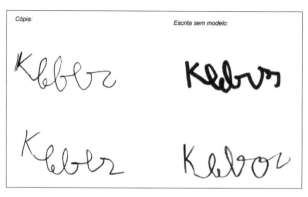

Figura 17 – Março, 1991.
Escrita do nome com modelo e sem modelo.

A leitura é global, Kleber indica com o dedo toda a extensão gráfica ao mesmo tempo em que repete seu nome. Ele reconhece a cartela com seu nome, sem justificar. Quando pergunto como sabe ser aquele seu nome, a resposta é "porque sim". Somente no final do semestre, ao retirar a cartela com seu nome dentre as demais, aponta para a primeira letra **K** e diz: "Aqui está escrito Kleber. Este é meu nome".

Como Kleber usa a primeira letra para reconhecer o nome, proponho situações que permitam a busca de outros indícios. Diante de várias cartelas com palavras começando com a letra **K**, inclusive seu nome, o reconhecimento deixa de existir. Intensifico esse tipo de atividade. Aos poucos, ele se apóia em outros indícios para justificar a escolha. Diante da palavra **KLETO**, ele afirma:

[Superando obstáculos]   **69**

"Esse não é meu nome, porque tem **O**", aponta para a letra, "aí no meu nome tem **R**".
No início do trabalho, Kleber copia conforme convenção quando o modelo é feito com letra de fôrma. Quando a situação é de escrita espontânea, ele enfileira uma quantidade de sinais, independentemente da quantidade de sílabas do que está sendo representado, ocupando toda a extensão da folha, como vimos na Figura 14. Lentamente, ele começa modificar sua maneira de escrever. Intercala letras cursiva e de fôrma (algumas de difícil reconhecimento), distribuindo-as linearmente, sem considerar a quantidade necessária para a representação das palavras, ocupando todo o espaço disponível.
No final do semestre, observo uma diminuição da quantidade de sinais gráficos, alguns dos quais identifico como letra. Kleber conserva uma quantidade aproximada de cinco a nove sinais para escrever qualquer palavra e deixa de ocupar toda a extensão da folha. Pouco a pouco, a escrita em letra de fôrma é mais freqüente e Kleber procura variar o repertório para representar diferentes significados (Figura 18).

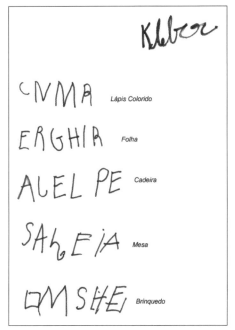

Figura 18
Outubro, 1991.
Lista de materiais que existem na sala de aula.

Balão é grande, homem é pequeno

Aos poucos, Kleber começa a se preocupar com a quantidade de sinais gráficos das palavras de acordo com as características dos objetos. Uma situação comum de sala de aula pode ser utilizada como exemplo. Entrego uma revista para recorte e colagem de figuras em uma folha de papel. A próxima etapa é escrever algo sobre as figuras escolhidas. Ele escolhe um homem e um balão. Para balão escreve **BEVOA**, e para homem, **BEV**. Pergunto-lhe então:

– Onde você colocou mais letras, aqui (**BEVOA**) ou aqui (**BEV**)?

Kleber aponta para a seqüência **BEVOA** e explica:

– Aqui tem bastante letra porque balão é grande, o homem é pequeno... olha, ele está dentro do balão.

Alguns dias depois, repito a mesma atividade. Kleber recorta as figuras de um avião e de dois homens com um violão e escreve algo ao lado delas. No instante da interpretação, ele diz: "Aqui", aponta para **GOE**, "só tem um pouquinho de letra porque o violão é pequeno". Diante de **AGQRO**, interpretado como "avião", explica: "Precisa de muita letra, porque o avião carrega muita gente". E, sobre a representação gráfica colocada na parte inferior da folha, explica: "Tem bastante letra porque tem dois homens".

As duas situações mostram que Kleber julga importante levar em conta determinadas características dos objetos para escrever seus nomes. Para ele, é como se os nomes carregassem, em suas composições, atributos referentes aos objetos que designam – por exemplo, tamanho e quantidade de elementos. Essa maneira de pensar a escrita, em certa fase do desenvolvimento, é relatada por vários autores.

1992

Conflito na leitura

Kleber continua omitindo a letra **E** do seu nome, embora, ocasionalmente, escreva conforme a convenção. Qualquer que seja a situação, ele identifica e justifica a escolha de seu nome, inclusive

[Superando obstáculos] 71

denominando as letras que o compõem. Ao começar a fazer uma leitura silábica, entra em conflito, pois percebe que a quantidade de sílabas emitidas oralmente não corresponde à quantidade de letras escritas.
À medida que o entendimento progride, a escrita de Kleber se modifica. Aos poucos, as palavras também deixam de ser interpretadas somente de maneira global. No instante da leitura, após ter escrito determinada quantidade de letras, observo a utilização de diferentes recursos como justificativa para a escrita:
1. Ele aponta para uma ou mais notações gráficas e repete uma ou mais sílabas. Por exemplo: **MREA** = televisão, **M**=tele, **REA**= visão; **IASSESEA** = minha casa, **I**=mi, **AS**=nha, **SESEA**=casa; **ABE** = sala, **A**=sa , **BE**=la (Figura 19).

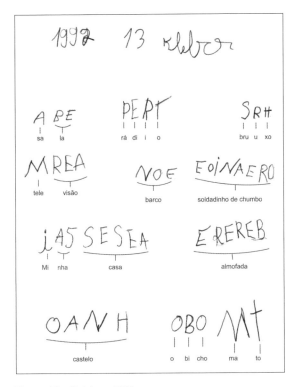

Figura 19 – Outubro, 1992.
Escrita de Kleber.

2. Em outros momentos, sua interpretação é global: **EREREB** = almofada, **OANH** = castelo, **EOINAERO** = soldadinho de chumbo, **NOE** = barco.
3. Outro recurso por ele utilizado é o de prolongar uma das sílabas da palavra. Por exemplo: **PERT** = rádio, **P**=rá, **E**=di, **R**=i, **T**=o; **SRH** = bruxo, **S**=bru, **R**=u, **H**=xo.
4. Ocasionalmente, Kleber interpreta sua escrita fazendo uma correspondência um a um entre grafia e sílaba, inclusive mantendo o traço de sonoridade: **OBO** = o bicho, **O**=o, **B**=bi, **O**=cho; **MT** = mato, **M**=ma, **T**=to. Pode-se observar nesse exemplo que cada sílaba da palavra é representada por uma de suas letras – começa a surgir o traço de sonoridade.

Diálogo entre crianças

No desenrolar das atividades é comum surgirem discussões entre as crianças a respeito de determinado assunto. Elas falam de seus trabalhos, do que pretendem fazer, pedem ajuda umas às outras. Há uma descentralização das oportunidades de auxílio para o grupo. Independentemente das idéias trocadas, quando os comportamentos denotam etapas muito distantes de desenvolvimento, percebo que as modificações sugeridas pelo outro nem sempre se efetivam. Todos se ajudam, apesar de os pontos de vista permanecerem inalterados. Por mais próximas que estejam, física e emocionalmente, as crianças reagem de maneiras diferentes e o resultado disso são escritas bem distintas umas das outras, dependendo do nível conquistado por cada uma.

Para ilustrar essa situação, segue um exemplo de atividade ocorrida em sala de aula. Kleber pede ajuda a Sabrina:

– Sabrina, como é que escreve rádio?

Por minutos ela olha para Kleber, e depois afirma:

— Olha, pensa no rádio, aí você fala rá... dio.

Kleber retruca:

– Mas eu falo assim, rá... dio.

– Mas você viu que o rá tem o a, dio tem o o. Aí você escreve rá... dio.

Kleber coloca as quatro letras **PERT**. Ao ver o que o colega fez, Sabrina reage:

– Não é assim. Rádio começa com... com... o rá, né, Kleber, e não com o pa – referindo-se à letra **P** –, do jeito que você fez não dá pra ler rádio.

Kleber não concorda:

– Dá sim, olha, rá... dio.

Ele interpreta os sinais gráficos do seguinte modo. Aponta para a primeira letra (**P**) e diz "ra"; em seguida, para a segunda (**E**) e repete "di", prolongando o **i** para a próxima sílaba (**R**). Finalmente mostra a letra **T** e repete "o".

Sabrina demonstra insatisfação:

– Mas assim não dá rá... dio. Tem muitas letras.

– Como é então? – pergunta Kleber.

– Primeiro você fala "ra" e escreve – Sabrina coloca na sua folha a letra **R**. – Depois você fala "dio" e escreve – ela coloca na seqüência a letra **O**. – Assim fica rá... dio (**RO**) – ela atribui a cada letra escrita uma sílaba (**R**=rá, **O**=dio).

– Ah, Sabrina, vou deixar assim mesmo, porque agora eu quero escrever al... mo... fa... da... al... mo... fa... da. Sabrina, almofada começa com al e depois tem o mo. Como é que escreve al... mo?

Ela continua:

– Você fala bem devagar e daí escreve.

Antes de Sabrina terminar sua explicação, Kleber coloca no papel **ERERED**. A produção de Kleber desagrada à Sabrina:

– Almofada começa com a, olha, eu vou escrever almofada – escreve **AOVA**.

Ela lê o que acaba de escrever (**A**=al, **O**=mo, **V**=fa e **A**=da) e arremata:

– Tá vendo, assim dá certo, do seu jeito não dá certo.

Sabrina faz referência à quantidade de letras que Kleber coloca no papel (**ERERED**).

Vale refletir a respeito do diálogo transcrito. Do ponto de vista da afetividade, estamos diante de duas crianças que são amigas e que compartilham uma série de atividades. No entanto, Sabrina e Kleber pensam de modo diferente a respeito da língua escrita. As informações de Sabrina em nada modificam o comportamento de Kleber, porque ele escreve e lê de acordo com as hipóteses lingüísticas que defende naquele instante. O que se pode extrair disso é que a troca de opiniões tem limite. Independentemente das solicitações de uma

74 [Maria Elisabeth Grillo]

criança e do desejo de auxílio de outra, as condutas de ambas podem se manter inalteradas. A transformação de um comportamento só é possível se a informação dada for compreendida por quem a solicitou.

Tal ocorrência é, a meu ver, um alerta para o professor. Muitas vezes ele quer que a criança aja de acordo com seu modo de pensar, esquecendo-se de que, sem entendimento da parte dela, o máximo que consegue é uma resposta momentaneamente retida, uma resposta sem qualquer valor formador, por mais importante e amado que ele seja. Tal atitude resulta em desencontro. Professor e aluno não se percebem, cada um mantendo o próprio ponto de vista.

Observar esse desencontro no cotidiano da sala de aula é imprescindível, pois pode nos conduzir a mudar a maneira de interagir com as crianças. Com as crianças do meu grupo aprendi mais do que a sucessão das conquistas características do processo de construção da escrita. Com elas aprendi também a orientar as interações de reciprocidade e respeito mútuo.

Durante certo período, Kleber mantém as condutas anteriormente apresentadas. Pouco a pouco, noto que é mais freqüente a conduta de atribuir valores sonoros às letras. Por exemplo: **UMSO** = museu (**UM**=mu, **S**=se, **O**=u), **OS3ABOS** = Os 3 Cabelos (**OS**=os, **3**=3, **A**=ca, **B**=be, **OS**=los), **BASAO** = pássaro (**BA**=pás, **SA**=sa, **O**=ro), **IRMVA** = primavera (**IR**=pri, **M**=ma, **V**=ve, **A**=ra), **MARA** = margarida (**M**=mar, **A**=ga, **R**=ri, **A**=da).

A descoberta dos valores sonoros das letras indica uma etapa da construção da escrita que, em geral, vem acompanhada de produções gráficas nas quais é alta a freqüência de uma correspondência um a um entre letras e sílabas oralmente desassociadas de palavras. Essa conquista caracteriza o terceiro nível da aquisição da escrita, a hipótese silábica.

No entanto, nas produções de Kleber, essa conduta não se mantém. Ele retorna a um comportamento julgado por mim como "ultrapassado". Mesmo ciente de que os progressos não são lineares, noto que, no caso dele, a instabilidade das condutas é bastante acentuada.

Essa instabilidade se caracteriza por uma coexistência de comportamentos gráficos indicativos dos segundo e terceiro níveis. Em uma tarefa, Kleber representa algumas palavras fazendo uma correspondência um a um entre recortes orais e letras; em outras, coloca qualquer quantidade de letras. A leitura varia também, porque para cada letra ele atribui uma, duas, três ou mais sílabas, inclusive uma palavra toda.

1993

Sílaba do nome em outra palavra

Em alguns momentos, Kleber escreve seu nome com todas as letras. Em outros, omite ou inclui letra. Ao fazer a leitura, ele tenta estabelecer correspondência um a um entre as sílabas oralmente destacadas e as grafias. Esse tipo de interpretação normalmente gera conflito. Costumam aparecer comportamentos que vão desde a inclusão do sobrenome no nome até prolongamentos de uma ou outra sílaba. Dependendo de sua leitura, a quantidade de letras escritas supera a quantidade de sílabas oralmente destacadas. Como nada pode ser excluído, todas as letras são identificadas como pertencentes ao próprio nome. O conflito parece-me justificável. Para superá-lo, é necessário maior entendimento a respeito da língua escrita.

Somente no final do ano ele faz a leitura alfabética de seu nome, justificando assim: "**KLE** de Kleber tem três letras e BER também tem três letras. Agora é fácil ler meu nome".

Do início de 1992 até o final do primeiro semestre de 1993, Kleber mantém comportamentos muito similares. Essa impressão é confirmada nos instantes de leitura. Na tentativa de adaptar o que imagina ter escrito com o número de letras representadas no papel, num mesmo trabalho, ele atribui a um único sinal gráfico uma palavra, uma sílaba ou uma letra apenas, como também realiza uma leitura global ou, ainda, estabelece correspondência um a um, mantendo o traço de sonoridade. As várias possibilidades de escrita estão ilustradas na Figura 20.

Seguem os destaques de algumas produções da Figura 20 para ressaltar as oscilações entre as diferentes maneiras de Kleber pensar a escrita.

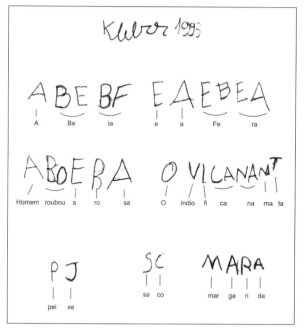

Figura 20 – Outubro, 1993.
Escrita de uma história.

Após escrever **ABOEBA** (Homem roubou a rosa), ele realiza a leitura: **A** = homem (uma letra = uma palavra), **BO** = roubou (duas letras = uma palavra), **E**=a, **BA** = rosa (B=ro, A=sa – uma letra = uma sílaba).

Em **O VICANAMT** (O índio fica na mata), a letra **V** é interpretada como "índio" (novamente temos uma letra = uma palavra).

A correspondência um a um com o traço de sonoridade preservado aparece nas palavras: **MT** = mata e **SC** = saco. A correspondência um a um com valor sonoro acontece apenas para algumas sílabas da palavra: **PJ** = peixe (**P**=pei, **J**=xe).

Assim como em várias outras produções, Kleber apresenta reações similares, por isso julgo não ser necessária a apresentação de mais exemplos. O conjunto dos seus trabalhos me permite chegar à seguinte conclusão: Kleber combina diferentes maneiras de pensar a escrita. Não há a sistematização de nenhuma das hipóteses

[Superando obstáculos] **77**

lingüísticas, o que possibilita a caracterização de suas condutas como indicativas de um daqueles cinco níveis anteriormente comentados.

Sempre que possível, ajudo Kleber a trazer formas fixas de palavras conhecidas para escrever outras – seu nome ou os nomes de seus amigos, por exemplo. Reúno várias letras móveis confeccionadas ou de plástico, solicito a composição de uma palavra e, em seguida, procuro averiguar a generalização de uma de suas sílabas. O diálogo a seguir ilustra uma dessas atividades.

– Kleber, você acha que seu nome pode te ajudar a escrever a palavra co... ber... tor...?

Após compor o próprio nome com as letras móveis e repeti-lo várias vezes, ele pega um pedaço de papel e escreve **OBERO** = cobertor (**O**=co, **BER**=ber, **O**=tor). Pergunto-lhe então:

– Qual parte do seu nome aparece na palavra co... ber... tor?

Apontando para as letras **BER**, ele diz:

– É aqui.

Ele lê novamente o que acabou de escrever e, demonstrando insatisfação, reescreve **COBERT**.

– Aqui é o **co** (**CO**) do co... ber... tor. Depois eu coloquei o **ber** do meu nome (**BER**). Aí falta o **to** do co... ber... tor. Eu pensei no **to** e vi o **ti** do Tiago. Aí eu escrevi o **to** (aponta para a letra **T**).

Peço a ele que escreva outras palavras nas quais aparecem as sílabas **ber** ou **co**. Como solicitei que não apagasse a escrita anterior, o resultado são várias representações de uma mesma palavra.

Digo a Kleber que, agindo assim, sempre que quiser pode comparar suas produções, acompanhando dessa maneira os próprios avanços.

1994

Refletir para reelaborar

Antes de prosseguir na análise das produções de Kleber, é necessário dizer que ele apresenta dificuldade fonoarticulatória. Desde seu ingresso na instituição ele é acompanhado por fonoaudiólogas, e a dificuldade apresentada na linguagem oral é transferida para a escrita.

Como Kleber estabiliza a escrita do nome a partir desse semestre, deixo de comentar tal conquista. Começo a perceber quão eficaz foi meu empenho em conduzi-lo a refletir sobre suas ações, fazendo e refazendo uma mesma escrita até alcançar um resultado que lhe satisfizesse, pelo menos momentaneamente.

Embora ele não tenha obtido um conjunto de produções que pudessem ser caracterizadas de acordo com um dos níveis de aquisição desse sistema representativo, nesse semestre observo a possibilidade de surgimento da escrita alfabética em vários trabalhos. Isso não significa que Kleber tenha deixado de lado as oscilações já comentadas – numa mesma tarefa aparecem escritas nas quais noto simples correspondências um a um entre recortes orais e grafias. Apesar disso, é maior a freqüência de representações próximas das regras convencionais.

Os resultados obtidos com os questionamentos me animam a continuar estimulando autocorreções – passo a ilustrá-las, transcrevendo trechos dos diálogos mantidos com Kleber. Quero salientar mais uma vez que peço-lhe para não usar a borracha quando modifica sua maneira de escrever.

Kleber escreve **MIMIA** (Figura 21). Após sua leitura (menina), peço-lhe para mostrar onde está escrito o **me**. Ele aponta para as duas letras iniciais (**MI**) e diz:

– Aqui é **me**... mas eu escrevi **mi**. O **me** da me... ni... na tem o **e**, não tem o **i**. Vou escrever de novo.

Ao refazer a escrita, ele coloca **MEMNA** (**ME**=me, **M**=ni, **NA**=na). Solicito-lhe que escreva em seguida menino. O resultado é **OSMINOS** = Os meninos (**OS**=os, **M**=me, **IN**=ni, **OS**=nos). Espontaneamente, ao comparar o conjunto, ele modifica a última escrita (**OS MEMINOS**). Ele diz estar cansado de escrever menino e menina. Sugiro a escolha de outra palavra. O resultado é **BANOCO** = banco (**BANO**=ban, **CO**=co).

Aponto para as letras **N** e **O** e peço-lhe que leia o que está escrito. "No" é a resposta imediata. Pergunto-lhe então:

– Onde você acha que está escrito **ban** de ban... co?

Kleber volta-se para sua escrita, refaz a leitura e explica:

– Eu pensei que tava escrito **ban**. Mas eu escrevi ba... no... co. Então eu vou escrever ban... co. Ban... co tem o **ban**.

[Superando obstáculos] **79**

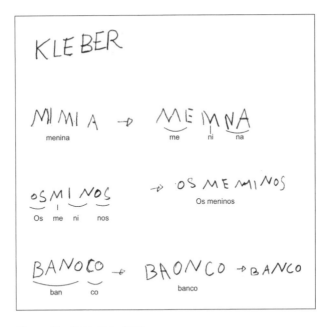

Figura 21 – Setembro, 1994.
Reelaborando a escrita.

Ele escreve **BAONCO** e lê em voz alta. Em seguida compara as duas palavras (**BANOCO** e **BAONCO**). Não satisfeito, escreve **BANCO**.

Desde o segundo semestre de 1993, adotei uma mesma estratégia para ajudar Kleber a avançar no entendimento da língua escrita. Partindo de determinadas palavras escritas conforme convenção, dou prosseguimento aos questionamentos pedindo, por exemplo:

- composição com letras móveis de outras palavras nas quais aparece pelo menos uma das sílabas da forma fixa que naquele instante serve como modelo;
- cópia, após elaboração e leitura dessas novas palavras.

Quando uma forma de escrita satisfaz a Kleber, paro de questioná-lo a respeito, mesmo que a palavra não tenha sido escrita de

80 [Maria Elisabeth Grillo]

acordo com as regras de convenção. Acredito que sempre haverá outra oportunidade. Dou-lhe tanto tempo quanto queira para reescrever uma palavra. O que nunca forneço a ele é um modelo de como aquela palavra deve ser escrita. As correções devem ser dele – vem daí a expressão *autocorreção*. Também não lhe dou palavras para copiar. A cópia até pode conduzir a uma aprendizagem efetiva quando o que está sendo copiado foi elaborado pela própria criança. Aliás, é exatamente isso o que faço quando peço para Kleber copiar o que montou com o alfabeto móvel.

Ao direcionar minha ação educativa para as condutas mencionadas, observo ser cada vez mais ocasional o aparecimento de uma escrita na qual ele coloca uma letra para cada sílaba destacada oralmente; a correspondência um a um está sendo descartada. No conjunto de suas produções, aparece a escrita alfabética. É certo que há oscilações, mas agora apenas no sentido de uma maior ou menor aproximação com as regras convencionais.

Em um trabalho em que peço para Kleber escrever o que fez no final de semana, ele ilustra essa idéia: **ENCASA VIQIE ABRIGAMU COGIEVUINAIRQUEEGA** = Em casa fiquei brincando depois fui na igreja. Desconsidero nesse exemplo as trocas entre letras surdas e sonoras. Como todas as crianças que estão em processo de aquisição do sistema representativo da escrita, Kleber apóia-se na oralidade para escrever o que deseja. Como essas trocas estão presentes em sua fala, o resultado é uma representação gráfica feita igualmente com trocas. Em contrapartida, é importante ressaltar que, em certos momentos, Kleber ainda usa um conjunto de letras que não me permitem reconhecer o que pretendeu representar. É o caso de **COGIE** = depois e **IRQUEEGA** = igreja.

Ao ler o que acabou de produzir, ele descobre que pode escrever as mesmas palavras de outro jeito. Esse outro jeito conduz a uma escrita alfabética, ou seja, uma escrita que aparece no quinto nível, assim como comentado por vários autores.

1995

Um trabalho legal

Utilizando as letras cada vez mais de acordo com seus valores fonéticos convencionais, Kleber avança na direção das regras orto-

[Superando obstáculos]

gráficas, de pontuação e de separabilidade das palavras. Embora persistam as trocas entre as surdas e sonoras, consigo identificar o que ele quis escrever antes mesmo que leia o que está no papel.

Há momentos em que Kleber não se detém em um determinado trabalho, o que resulta em uma escrita na qual algumas palavras apresentam omissões, trocas de letras ou junções. Em contrapartida, há igualmente momentos em que ele está mais atento. O resultado disso é um texto mais próximo das regras convencionais, e ele está ciente da importância de agir assim.

Encerro os relatos sobre o aprendizado de Kleber com um texto (Figura 22) que escreveu consciente de que pensar é essencial para a realização de um "trabalho legal".

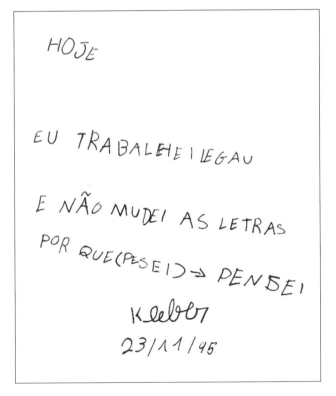

Figura 22 – Novembro, 1995.
Trabalho legal.

82 [Maria Elisabeth Grillo]

As conquistas de Kleber: "Tomate vermelho"

Ao iniciar meu trabalho com Kleber, nem de longe eu poderia imaginar que seus desempenhos oscilantes me perturbariam tanto. Hoje sei que quanto maior o desafio, maior a aprendizagem, desde que saibamos superar a perturbação, transformando-a em nova conquista. Sem receio de errar, acho que aprendi mais com Kleber do que ele comigo. Por isso, à medida que for relatando minha aprendizagem, incluirei os avanços alcançados por ele, não só até o final de 1995, mas também durante os anos seguintes, dando uma melhor idéia de suas conquistas.

Durante muito tempo, Kleber apresentou alguns comportamentos que indicavam que estivesse entre os níveis 2 e 3 da aquisição do sistema representativo da escrita. A instabilidade de suas reações era tão grande que, em vários momentos, acabei me desesperando. De um lado, havia um referencial teórico no qual estava fundamentado o trabalho em sala de aula; de outro, produções que se afastavam dos desempenhos registrados nesse mesmo referencial. Por exemplo, em um único trabalho Kleber podia realizar uma escrita:

1. colocando qualquer quantidade de sinais gráficos para escrever o que desejava;
2. estabelecendo correspondência um a um entre recortes orais e letras;
3. reproduzindo uma ou outra sílaba da palavra representada. Parecia que ele estava avançando e, no instante seguinte, entregava um trabalho no qual cada letra podia estar representando uma, duas, três ou quatro sílabas.

Demorou algum tempo para eu me convencer de que a limitação estava em mim. Decidi adotar a estratégia já comentada, acreditando na capacidade de Kleber avançar ainda mais. Essa decisão difere radicalmente daquela que adotava quando iniciei minha carreira de professora. Naquela época, quando um aluno progredia, eu achava que o método adotado era bom, mas, quando não avançava, o demérito era imputado a ele. Agora acontecia exatamente o inverso. Eu é que não estava agindo de modo a ajudar Kleber a reformular sua maneira de escrever.

[Superando obstáculos] **83**

Durante dois anos seguidos – 1994 e 1995 –, sentei-me ao lado dele disposta a provocar reformulações. E o resultado todos nós já sabemos. A trajetória percorrida não me permitiu, em momento nenhum, caracterizar o conjunto de suas produções como indicativo de um dos níveis descritos para a aquisição da língua escrita. No entanto, mesmo sem ter sistematizado algumas das hipóteses lingüísticas comentadas por estudiosos do assunto, ele consegue escrever alfabeticamente antes do final de 1995. A peculiaridade dessa trajetória é resultado da estratégia adotada para incentivá-lo a progredir? Não sei. Talvez, se eu tivesse usado um procedimento diferente, suas reações fossem outras. Não dá para retroceder no tempo a fim de me certificar de que conduta pedagógica seria preferível. O importante é que ele progrediu, apesar das intensas oscilações.

O fato de Kleber não ter apresentado comportamentos característicos dos níveis da aquisição da língua escrita invalida os resultados obtidos em outros trabalhos? Não. O que alguns estudiosos comentam a respeito dessa aquisição eu também pude comprovar em outras crianças. Além disso, uma coisa é certa: Kleber não atingiu uma escrita alfabética sem ter anteriormente utilizado maneiras mais primitivas de escrever.

Desse relato sincero quero extrair algumas pontuações. A primeira diz respeito à nossa expectativa frente ao referencial teórico adotado. Quando deparamos com reações que não correspondem aos comportamentos descritos pelos autores estudados, nosso impulso inicial é descartar a possibilidade de progresso da criança. É enorme o esforço que temos de fazer para vencer o pessimismo, principalmente quando trabalhamos com crianças com deficiência. Predomina a tendência de imputar somente à deficiência a culpa pelas condutas oscilantes. É lógico que o problema existe, mas precisamos aprender a lidar com ele. É essencial, para todos nós, dar à criança com deficiência intelectual a oportunidade de conquistar novos conhecimentos. Até que nível ela pode avançar? Não sei e duvido que alguém saiba. Essa questão não me perturba mais. Aprendi a não estabelecer limites para mim nem para meu modo de atuar. E esse sentimento me dá tranqüilidade suficiente para esperar que o aluno utilize o tempo de que precisar para efetivar qualquer progresso.

A segunda ponderação diz respeito às comparações. Quando iniciei minha vida profissional e tinha de distribuir notas, avaliava o desempenho das crianças comparando-o. Assim, uma recebia nota 8, mas a outra, 5, porque dava mais respostas erradas do que a anterior.

Hoje aprendi que devo comparar uma criança somente com ela mesma. Avalio seu desempenho em sucessivos trabalhos. Isso me basta para certificar seus progressos. Agindo assim pude constatar quanto Kleber avançou desde 1991, quando iniciei meu trabalho. Para comprovar seu avanço, seguem exemplos colhidos entre 1996 e 1998 quando findo o relato da minha experiência (Figura 23).

Apesar da possibilidade de escrever em letra cursiva, a preferência de Kleber é pela de fôrma.

Após tantos exemplos de atividade gráfica, decidi apresentar de que modo Kleber resolve problemas nos quais proponho situações da vida diária. A maior mobilidade de raciocínio repercute em todas as situações.

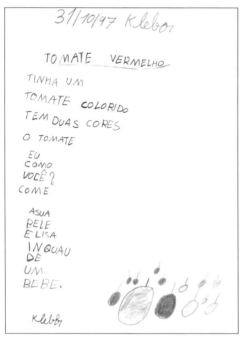

Figura 23 – Outubro, 1997. Com apoio da Unesco, da Fundação Japão, da Fundação Padre Anchieta/TV Cultura e da Sociedade Brasileira de Cultura Japonesa, desde 1994 a NHK Japan Broadcasting Corp. realiza anualmente a "Exposição do coração", *One Heart, One World* (O Mundo Unido pelo Coração), mostra de poesias confeccionadas por pessoas com deficiência em vários países do mundo. Durante pouco mais de três meses de inscrição, só no Brasil, foram enviadas 278 poesias. "Tomate vermelho" ficou entre as dez finalistas brasileiras.

[Superando obstáculos] 85

– Você tem R$20,00. Sua mãe pediu-lhe para comprar uma pizza e um refrigerante. Eu quero que você invente um preço para a pizza e outro preço para o refrigerante de modo que lhe sobre algum dinheiro.
A figura a seguir ilustra de que maneira Kleber resolveu esse problema (Figura 24).

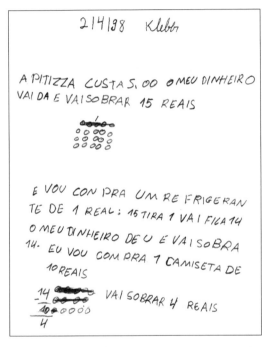

Figura 24 – Abril, 1998.
Situação-problema.

Para finalizar esta síntese das conquistas de Kleber, quero colocar uma última ponderação. Aprendi que cada criança nos ensina algo de novo, desde que lhe seja dada oportunidade de expor seu ponto de vista. Subjacente às diferentes reações frente à escrita, até percebo hoje a existência de maneiras similares de as crianças pensarem a respeito desse sistema representativo. Essa similaridade, no entanto, não invalida o que vou colocar agora: cada uma é original e criativa a seu modo. E é exatamente essa originalidade, constatada no dia-a-dia da sala de aula, que torna tão prazerosa minha atuação. Antes de realizar esse trabalho, em nenhum instante imaginei que poderia aprender tanto com uma criança com deficiência intelectual.

Ulisses Thiago

Quando tinha 4 anos, ele ingressou em uma escola de educação infantil, passando pelo jardim I, jardim II e pré. Integrou o grupo pesquisado neste estudo com 9 anos. Conforme consta de seu prontuário, Ulisses Thiago é "uma criança com Síndrome de Down". As duas figuras a seguir indicam momentos distintos de etapas evolutivas. A primeira, realizada no primeiro semestre de 1991 (Figura 25), mostra o ponto de partida; a segunda (Figura 26) é do final de 1995, época em que Ulisses Thiago deixou a instituição. Acompanhemos sua trajetória entre esses dois períodos.

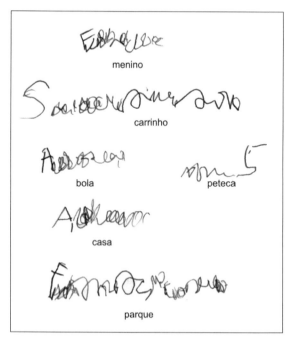

Figura 25 – Primeiro semestre de 1991.
Escrita de Ulisses no início do trabalho.

[Superando obstáculos] **87**

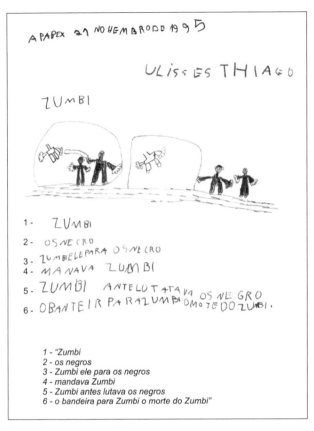

Figura 26 – Novembro, 1995.
Escrita de uma reportagem vista na televisão.

1991

A escrita do nome

Na situação de cópia, Ulisses reproduz determinada quantidade de sinais gráficos; alguns consigo identificar como letras pertencentes a seu nome. A assinatura sem modelo, em geral, começa com a letra T e, na seqüência, ele faz garatujas. Nas duas situações, a interpretação é global, incluindo nome e sobrenome. Ele escolhe qualquer cartela de nomes como sua (Figura 27).

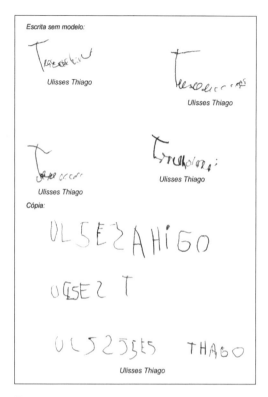

Figura 27 – Março, 1991.
Escrita do nome sem o modelo e cópia do nome.

No decorrer do trabalho, ele começa modificar a assinatura. Na escrita sem modelo, reproduz uma série de figuras, que identifico como letras de seu nome. Essa identificação é maior quando ele copia o próprio nome. Nem sempre ele escreve o nome completo, às vezes coloca só "Thiago". A interpretação continua global, mas agora ele não inclui mais o sobrenome ao escrever o nome.

Reconhecendo o próprio nome

Ulisses chega ao final do ano reconhecendo sua cartela e descartando qualquer possibilidade de ser o seu nome quando coloco uma palavra próxima, por exemplo, Úrsula. Nesse caso, ele justificou assim: "Este não é meu nome. Meu nome tem o **li** (aponta para

[Superando obstáculos] **89**

a letra **L** de Úrsula). Mas essa outra (aponta para a letra **A**) não tá no meu nome".

No início do trabalho, Ulisses Thiago escreve quaisquer palavras colocando uma figura e, na seqüência, faz garatujas, como vimos na Figura 25. Progressivamente, as garatujas são substituídas por sinais, alguns identificados como letra ou número e outros indecifráveis (Figura 28).

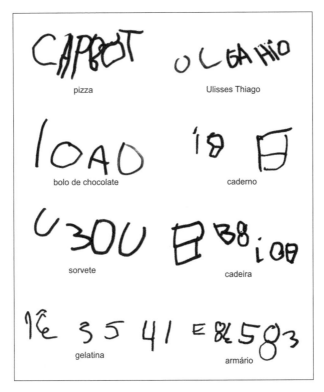

Figura 28 – Junho, 1991.
Modificando a escrita.

Aos poucos, ele trabalha com a hipótese de que, para escrever o que deseja, basta colocar linearmente determinada quantidade de caracteres gráficos. Como a disponibilidade desses caracteres é bastante limitada, percebo que reproduz vários sinais semelhantes em um mesmo trabalho (Figura 29).

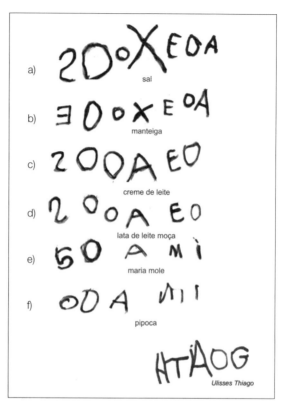

Figura 29 – Dezembro, 1991.
Lista de compras.

Na figura 29, pode-se notar:

1. Repetição de algumas letras para a escrita de palavras ou frases. O resultado é a possibilidade de significados distintos serem representados com grafias idênticas.
2. Substituição de apenas um dos sinais para escrever palavras diferentes (**a** e **b**/**e** e **f**).
3. Repertório limitado de sinais.
4. A quantidade de sinais independe do que está sendo representado. Todos os sinais são reconhecidos.
5. Sua hipótese de trabalho é aquela que caracteriza o segundo nível da aquisição estudada.

1992

Avanços na escrita

Os sinais gráficos da escrita de seu nome surgem cada vez mais de acordo com a convenção na situação de cópia. O mesmo não acontece quando faz uma assinatura na ausência de modelo. A leitura é feita de maneira global. Quanto ao reconhecimento, ele identifica seu nome dentre outros, até mesmo denominando as letras que pertencem ou não a ele.

Os progressos continuam. No final do segundo semestre, Ulisses começa a apresentar recortes silábicos no instante em que faz a leitura, mas aponta para qualquer quantidade de letras à medida que repete oralmente determinada sílaba, chegando inclusive a pular algumas letras. Por exemplo, aponta para **U** e lê "Uli", indo direto para a última letra **S** dizendo "sses".

No que diz respeito à escrita de outras palavras, Ulisses Thiago inicia o semestre mantendo o mesmo comportamento descrito no período de 1991. Sua hipótese é a de que com qualquer quantidade de letras pode escrever qualquer palavra.

A Figura 30, do final do semestre, ilustra com clareza o que abordo desde 1991. Tanto é real o fato de Ulisses colocar quaisquer

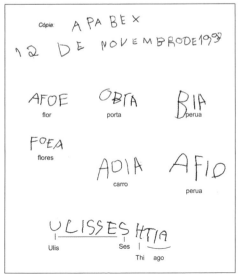

Figura 30 – Novembro, 1992. Escrita de palavras.

letras para escrever quaisquer palavras que ele se satisfaz com as seguintes produções:

1. Duas fileiras formadas com letras diferentes para representar o mesmo significado: perua (**BIA** e **AFIO**).
2. Mesma quantidade de letras e reposicionamento de uma delas para escrever flor (**AFOE**) e flores (**FOEA**).

Devido à persistência das condutas, julgo não ser necessário acrescentar outros comentários.

1993

Conflito na leitura do nome

Ocasionalmente, tanto na situação de cópia como naquela em que não há nenhum modelo, Ulisses Thiago pode escrever seu nome conforme convenção. Aquela maneira de interpretar sua escrita tentando estabelecer correspondência um a um entre recortes orais e letras se intensifica ao longo dos semestres. A insatisfação de Ulisses em relação à sua própria interpretação se manifesta de jeitos variados. A Figura 31 ilustra isso:

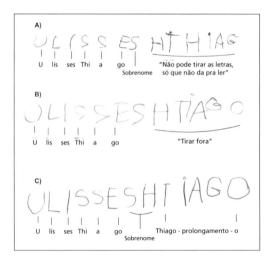

Figura 31 – junho, 1993.
Ulisses e a interpretação de seu nome.

1. Nome e sobrenome incluídos nas letras **ULISSES**, e para as demais ele diz: "Não pode tirar as letras, só que não dá para ler" (item A).
2. Ulisses Thiago representados em **ULISSES**, com correspondência um a um. Quanto às demais grafias, ele diz: "Tira fora" (item B).
3. Nome e sobrenome lido em **ULISSESH** e as outras letras interpretadas como "Thiago... o" (**TIAGO**), com prolongamento da vogal **o** até o fim da representação gráfica (item C).

Intensifico os trabalhos no sentido de ajudar Ulisses a refletir sobre sua maneira de pensar. Lentamente, seu modo de interpretar o nome avança na direção de uma leitura alfabética quase no final do segundo semestre. Após longos meses de conflito, ele conta o seguinte: "Eu descobri que meu nome tem **li** e **go** (aponta para as respectivas sílabas) e tem também o **se** de Ulis... ses. Apontando para seu segundo nome, conta: "O **ti** do Tiago não tem o **h**, mas fala **ti**. Meu nome também fala **ti**, só que tem que colocar o **h**".

Desestabilizando hipóteses

Gradativamente, Ulisses traz para a produção de outras palavras o recurso de estabelecer correspondência entre sílabas repetidas oralmente e letras no instante da leitura do próprio nome. É assim que se inicia a desestabilização da hipótese característica do segundo nível. Durante um semestre, e em uma mesma produção, são utilizadas maneiras distintas de escrever (Figura 32).

Nessa figura aparece o conjunto de recursos utilizado por Ulisses Thiago para escrever:

1. Ao conjunto de letras pode ser atribuída uma palavra inteira, como em **BMID** = forma, **DLIO** = açúcar.
2. Duas ou três letras interpretadas como um recorte oral: **PAIRIA** = farinha (**PA**=fa, **IR**=ri, **IA**=nha), **MEAFA** = manteiga (**M**=man, **EAF**=tei, **A**=ga), **AO** = abelha (**A**=a, **O**=belha).
3. Correspondência entre recortes orais e letras: **BO** = pau (**B**=pa, **O**=u), **ABA** = rádio (**A**=rá, **B**=di, **A**=o).

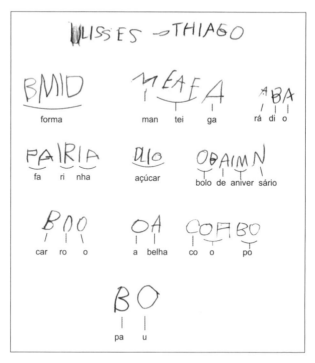

Figura 32 – Maio, 1993.
Escrita de palavras.

4. Uma letra interpretada como duas ou mais sílabas: **OBAIMN** = bolo de aniversário (**OB**=bolo, **A**=de, **IM**=aniver, **N**=sário).
5. Prolongamento de uma das sílabas da palavra representada: **COABO** = copo (**C**=co, **OA**=o, **BO**=po), **BOO** = carro (**B**=car, **O**=ro, **O**=o).

Decido usar com Ulisses Thiago a conduta já comentada quando analisei as produções de Kleber. Aproveito esses momentos provocando generalizações das sílabas do próprio nome que ele demonstra conhecer. Recorro ao alfabeto móvel, peço a composição de algumas palavras e ele a realiza com minha ajuda. Em seguida, solicito cópia e leitura.

As generalizações das sílabas do próprio nome não ocorrem. No entanto, noto que a possibilidade de ele usar a hipótese silábi-

[Superando obstáculos]   **95**

ca para escrever o que deseja predomina, sendo cada vez mais ocasional o surgimento de uma interpretação global.

Ao escrever a lista de ingredientes de uma receita (bolo dona Rosa), ele copia o nome (**BOLOAONAROA**) e logo em seguida produz as mesmas palavras, mudando algumas letras. Coloca **BOAORANS** = bolo dona Rosa (**B**=bo, **O**=lo, **AO**=do, **R**=na, **A**=Ro, **NS**=sa) (Figura 33).

Antes de escrever, Ulisses Thiago fala pausadamente cada sílaba da palavra. Desconsiderando as trocas entre letras surda e sonora que traz da fala para a escrita, noto que, em alguns momentos, aparecem valores sonoros das sílabas repetidas oralmente, como em: **BO** = bolo (**B**=bo, **O**=lo), **BMA** = balança (**B**=ba, **M**=lan, **A**=ça) **ASRA** = açúcar (**A**=a, **S**=çú, **RA**=car), **CO** = copo (**C**=co, **O**=po), **VEAO** = fermento (**V**=fer, **E**=men, **AO**=to).

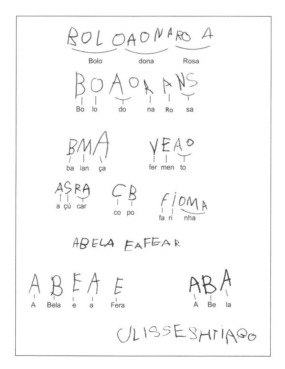

Figura 33 – Dezembro, 1993.
Escrita de Ulisses.

96 [Maria Elisabeth Grillo]

A substituição de uma hipótese por outra é lenta. Assim como é lenta a conquista dos valores sonoros e das generalizações das sílabas do próprio nome. A lentidão das conquistas de Ulisses Thiago foi registrada durante todo o período. Após copiar o título da história "A Bela e a Fera", ele reelabora "A Bela e a Fera" e "A Bela". Essas produções atestam que, quando a criança tem a possibilidade de recorrer ao modelo, independentemente de qualquer cópia, em um mesmo trabalho, ela reproduz o que construiu a respeito da língua escrita. O que predomina é esse conhecimento, e não o modelo.

1994

Grandes conquistas

A escrita do nome se estabiliza a partir desse semestre. Como resultado de um longo período em que sento ao lado de Ulisses Thiago, estimulando-o a refletir a respeito das sílabas do próprio nome e do nome de seus amigos, ele inicia o semestre produzindo textos nos quais observo empenho em utilizar a escrita alfabética. Ele não chega a utilizar de modo sistemático nenhuma hipótese lingüística. A instabilidade de suas reações é grande, por isso não consigo identificar o conjunto de suas produções de acordo com determinado nível da aquisição da língua escrita, por exemplo o uso constante da hipótese silábica com a busca gradativa do traço de sonoridade (terceiro nível descrito na fundamentação teórica).

Para relembrar, Ulisses Thiago principia utilizando caracteres gráficos nem sempre passíveis de identificação (segundo nível), e ao longo de vários meses entre 1992 e 1993 mantém o mesmo procedimento. Ora coloca qualquer quantidade de letras para escrever o que deseja (segundo nível), ora estabelece uma correspondência um a um, que ocasionalmente é feita com preservação do traço de sonoridade (terceiro nível) – e isso tudo em um mesmo trabalho. A instabilidade apontada não impede, no entanto, a apresentação da escrita alfabética (quinto nível). A Figura 34 ilustra o que acabo de comentar.

[Superando obstáculos] 97

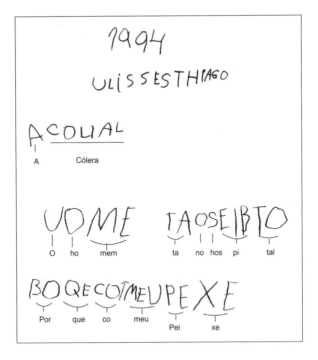

Figura 34 – Outubro, 1994.
Um texto sobre o cólera.

Deixo de lado as trocas entre letras surdas e sonoras, mas ressalto as seguintes considerações:

1. Composições silábicas aparecendo nas palavras **COLIAL** = cólera (**CO**=có, **LI**=le, **AL**=ra), **UOME** = o homem (**U**=o, **O**=ho, **ME**=mem), **BOQE** = porque (**BO**=por, **QE**=que), **PEXE** = peixe (**PE**=pei, **XE**=xe).

2. Inclusão de letras que não pertencem à palavra: **SEIBTO** = hospital (**S**=hos, **EIB**=pi, **TO**=tal), **COTMEU** = comeu (**CO**=co, **TMEU**=meu).

Ao retornar das férias de julho, o assunto de todos era a Copa do Mundo de futebol. Depois de muitas conversas, peço que os alunos representem a situação por meio do desenho e da escrita.

Depois de ter feito seu desenho, Ulisses Thiago repete várias vezes, com prolongamento das vogais das palavras, "Bra... sil... te... tra... cam... pi... ão..." Em seguida permanece em silêncio. Procuro saber o motivo:

– Por que você não está escrevendo?

– Porque eu estou pensando – explica calmamente.

– Pensando em quê?

– No Brasil. É que eu descobri que aqui tem um nome de menina igual do Brasil.

Curiosa, pergunto:

– E qual das meninas tem o nome igual ao do Brasil?

– Ah! Você não sabe, Beth? É o da Sabrina. Olha, Sabri... O **bri** é igual o **bra** do Brasil. Eu já sei como escreve Bra... sil. É só tirar o **i**, e colocar o **a** no lugar.

E ele escreve: **BRASIO RTE RTA NOPINAHO** (Brasil tetra campeão), **EU ASITI O BRASIO HGAHANDO COPA** (eu assisti o Brasil ganhando Copa).

Nessa escrita, é importante salientar alguns recursos que denotam o esforço de Ulisses Thiago em compreender o que escreve. Ele coloca **RTERTA** para "tretra", que é como pronuncia a palavra tetra. As letras de cada uma das sílabas estão lá, somente com a ordem invertida – o **r** é colocado antes do **t**. As vogais nasais são representadas graficamente seguidas das consoantes **m** ou **n**.

Pois bem, em **NOPINAHO**, "campião" (como ele fala), a última sílaba apresenta a ordem invertida **NAHO** = ão. Com respeito à **HGA** = ga de "gahando", algumas vezes observo a utilização da letra **H** quando se trata de escrever a sílaba "ga". Acho que esse procedimento se justifica, já que na língua portuguesa a letra **H** é denominada "agá".

São produções como essas e reflexões como aquelas transcritas no diálogo sobre a palavra "Brasil" que me dão a confiança de afirmar o seguinte: sem esquecer de que é um aluno com deficiência intelectual, é preciso manter uma interação permeada de respeito e confiança, porque se trata de uma criança que, como qualquer outra, é capaz de pensar sobre as próprias ações, conquistando assim conhecimentos mais amplos.

[Superando obstáculos] 99

1995

Separabilidade das palavras

Em pleno processo de conquista da base alfabética da escrita, Ulisses Thiago escreve várias palavras conforme convenção. Lentamente, avança na direção da separabilidade das palavras. Persistem as trocas entre as letras surdas e sonoras, trazidas da fala para a escrita, as tentativas de reformulações e algumas inversões de ordem, substituições ou omissões.

Para finalizar a análise dos resultados colhidos desde o início de 1991, segue um texto no qual ele se esforça no sentido de reformular seu modo de escrever toda vez que realiza uma tarefa que não o satisfaça (Figura 35). Em algumas vezes, as reformulações ocorrem no instante em que ele escreve; em outras, no decorrer da leitura, quando há a discussão sobre cada palavra.

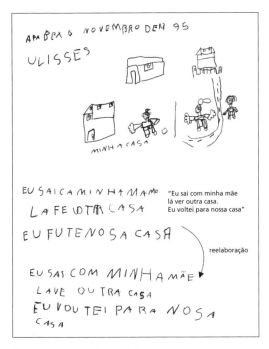

Figura 35 – Novembro, 1995.
Reelaboração de frases.

Síntese das conquistas de Ulisses Thiago

Com Ulisses Thiago aprendi a confiar na capacidade da criança com deficiência intelectual para construir novos conhecimentos. Com o maior entendimento a respeito de que maneira as letras se unem na composição das sílabas de seu nome, ele desestabiliza a antiga maneira de pensar a escrita. A construção de uma hipótese lingüística de um outro patamar repercute na escrita em geral e começam a surgir as primeiras tentativas de escrita alfabética.

Os textos selecionados para exemplificar as produções de Ulisses Thiago são elaborações originais e criativas, escritas que não têm nada a ver com palavras comumente encontradas em cartilhas e muito menos com treino de "famílias silábicas". Aprendi que o modelo mais carregado de afetividade é o próprio nome e, em seguida, os nomes dos amigos. É a partir desses modelos que os avanços acontecem e por isso é importante recordá-los. Construir uma imagem do próprio nome é o primeiro passo. A partir do momento em que a leitura deixa de ser global, a criança trata de interpretar o nome, recorrendo à hipótese silábica. Essa maneira de pensar a escrita entra em conflito com a quantidade de grafias que, aos poucos, ela reconhece como pertencentes ao nome.

Nesse momento, a criança inventa diferentes maneiras de realizar uma interpretação que a satisfaça. Assim, ora sobram letras, ora o sobrenome é incluído no nome ou ocorrem prolongamentos das vogais. Esses recursos, descobertos pela própria criança, indicam seu empenho para dominar conceptualmente a escrita. Esse esforço é coroado de êxito quando ela descobre a possibilidade de ler alfabeticamente o nome. É essa aprendizagem que Ulisses Thiago traz para a escrita em geral, começando aos poucos a representar as palavras com uma ou outra composição silábica. Ao longo de todo esse percurso, a base alfabética é atingida, embora ele não tenha produzido textos que permitissem caracterizar os avanços de acordo com os níveis de aquisição que me serviram como referencial teórico.

Para relembrar os progressos conquistados durante esse percurso, é essencial comparar o antes e o depois. É verdade que ele substitui lentamente caracteres gráficos ou garatujas por letras.

Mas, ao colocar lado a lado as produções gráficas de 1991 e 1995 (quando ele deixa a instituição), é impossível não reconhecer o avanço de Ulisses Thiago.

Após longo período de instabilidades entre uma forma de escrita com qualquer quantidade de letras e outra na qual estabelece uma correspondência entre recortes orais e grafias, ele começa a elaborar palavras com uma ou outra sílaba. Esse salto qualitativo reflete aquela conquista já apontada sobre o próprio nome. Ora ele coloca uma sílaba da palavra representada, ora estabelece correspondências ou, ainda, enfileira quaisquer letras. É com muito empenho que ultrapassa formas mais elementares de escrita, apresentando alguns textos nos quais eu podia ler perfeitamente o que havia pretendido colocar antes mesmo de sua leitura. Em outros momentos, ele apresenta composições silábicas que necessitam ser interpretadas para que se descubra o que pretendeu escrever.

Esse longo percurso é caracterizado por muitas idas e vindas. Na construção dos conhecimentos não há saltos, como também não há um avanço linear – aquele que muitos professores pretendem alcançar quando recorrem ao treinamento das famílias silábicas. Agora é **ma – me – mi – mo – mu**, depois, **ta – te – ti – to – tu**, e assim por diante. As cartilhas começam por onde as crianças terminam, pois é somente com muito empenho que elas chegam a entender as composições silábicas. Ulisses Thiago está começando a entender tais composições quando deixa a instituição.

No entanto, dar oportunidade para que cada criança alcance esse entendimento em ritmo próprio não é fácil. Confesso que talvez seja mais difícil para o professor do que para o aluno, principalmente se ele for uma criança com deficiência intelectual. O importante é aprender. Aprender que, subjacente a todo e qualquer jeito de a criança escrever, há sempre uma maneira própria de compreender a língua escrita. Isso significa analisar aquelas produções que se afastam do convencional sem preconceito algum. Por exemplo, quando Ulisses Thiago enfileira vários sinais gráficos para escrever o que deseja, o que ele pensa sobre a escrita?

É evidente que ele, ou qualquer outra criança, não tem condições de responder objetivamente a tal questão. Esse entendimento é do professor. Ao colocar quaisquer letras em quaisquer quantidades para representar palavras, a criança manifesta com sua conduta a hipótese de que para escrever basta colocar letras ao acaso, pouco importando o que deseja representar.

O que Ulisses Thiago pensa a respeito da língua escrita quando estabelece correspondência entre recortes orais e caracteres gráficos? Ele está *pensando* que para cada sílaba da palavra repetida oralmente deve haver uma grafia. É verdade que, às vezes, ele coloca qualquer sinal, mas, em outras vezes, procura escrever uma das letras que compõe uma sílaba da palavra.

Hoje considero impossível não perceber o esforço que a criança faz para chegar a escrever dessa maneira. Nada do que faz ou diz é aleatório. Deixar de reconhecer tal esforço, repreendendo-a ou dando modelos para copiar, é desestimulante. Em contrapartida, fazer uma apreciação sincera gera autoconfiança. A criança tem segurança para escrever do seu jeito. Ela toma consciência de que qualquer produção será devidamente apreciada. Isso não significa cruzar os braços e deixá-la à própria sorte. Ao contrário, significa inventar recursos para estimulá-la a compreender mais e mais a escrita. Agir assim é possível, vale o esforço. Para tanto, basta que nos coloquemos de igual para igual frente a nossos alunos. É a partir dessa interação permeada de respeito mútuo que teremos condições de aprender com eles tanto quanto eles podem aprender conosco.

Fernanda

Com 5 anos Fernanda foi matriculada em uma escola da rede municipal. Até os 10 anos, passou por vários estabelecimentos de ensino, quando então, aos 10 anos e 6 meses, integrou o grupo estudado. Consta de seu prontuário que é uma criança com "Síndrome de Prader-Willi".

As figuras escolhidas ilustram momentos distintos do desenvolvimento de Fernanda. Ao integrar o grupo de alunos, ela usa indistintamente letra cursiva e de fôrma para escrever. Enfileira determinada quantidade de caracteres gráficos, atribuindo-lhes significados distintos no instante da leitura (Figura 36).

[Superando obstáculos] 103

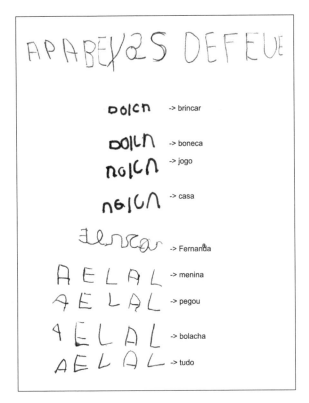

Figura 36 – Abril, 1991.
Mesmas letras = significados diferentes.

Perseverança: essa é a característica que considero mais marcante no comportamento de Fernanda, como será verificado a seguir. Esse aspecto de sua personalidade se manifesta de modo distinto, dependendo da situação. E, como não poderia deixar de acontecer, surge também na escrita e no desenho.
É exatamente isso que se pode constatar na Figura 36. Às fileiras nas quais observo mesmas letras e mesma ordenação ela atribui significados diferentes quando realiza a leitura.
No final de 1995, após representar a lista de ingredientes de uma receita, ela decide reescrevê-los ao lado de alguns desenhos (Figura 37). Ao observar com atenção a sua escrita, noto que para um mesmo significado ela enfileira o mesmo conjunto de letras.

[Maria Elisabeth Grillo]

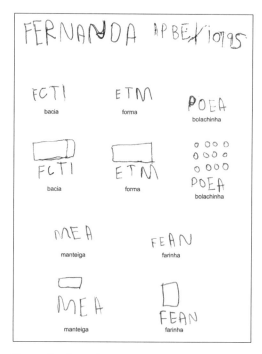

Figura 37 – Segundo semestre de 1995.
Mesmos significados = mesmas letras.

1991

Condutas perseverantes

Antes de comentar a maneira como Fernanda escreve e lê o próprio nome, considero importante colocar, de maneira breve, algumas de suas reações.

Em seu primeiro dia de aula, ela escolhe um jogo de quebra-cabeça e um determinado lugar para se sentar. Durante horas seguidas, o jogo é montado e desmontado. Os dias passam e Fernanda senta-se no mesmo lugar, monta e desmonta o mesmo quebra-cabeça. Não aceita substituir o brinquedo por qualquer outro e muito menos realizar atividades diferentes. Diante de inúmeras tentativas mal-sucedidas para romper tal comportamento, suas reações variam de crises de choro, agressões físicas e jogar no chão os materiais de outras crianças a simplesmente cruzar os braços, mantendo-se calada.

Ao longo de todo o semestre, assim que Fernanda entra em sala o mesmo quebra-cabeça é agarrado e ela dirige-se ao mesmo lugar escolhido no primeiro dia de aula. Apesar de manifestar tanta perseverança, ocasionalmente noto olhares dela em direção a outros materiais colocados ao seu redor, mas ela não os toca.

Depois de um semestre, Fernanda concorda em escrever o nome. De vez em quando, aceita agarrar um dos brinquedos que lhe ofereço, sem, no entanto, abandonar o quebra-cabeça. É com esse brinquedo por perto que ela se dispõe a escrever o que lhe peço.

Com relação ao nome, percebo que suas produções são bem diferentes quando comparo cópia e escrita sem modelo. Quando copia, em alguns momentos, ela reproduz todas as letras do nome, o que não acontece quando o modelo é retirado (Figura 38).

A leitura é realizada de modo global. Fernanda aceita qualquer cartela como sua – não reconhece o nome, apesar de copiá-lo.

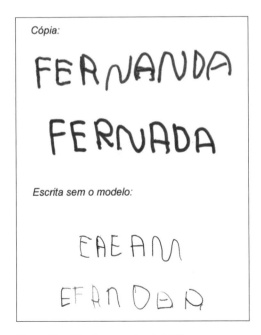

Figura 38 – Primeiro semestre de 1991.
Escrita do nome com cópia e sem modelo.

Desenho das letras

Ao integrar o grupo de trabalho, Fernanda defende a hipótese de que para escrever é preciso enfileirar de maneira linear vários caracteres gráficos. Quando decide recorrer à letra cursiva, nem sempre se pode reconhecer tais caracteres. A identificação é maior nos momentos em que usa letra de fôrma.

Quando comparo seu desempenho nas situações de cópia (Figura 39) e de escrita espontânea, noto o seguinte. Ela sabe desenhar várias letras. Como tem consciência desse saber, prefere copiar. Toda vez que lhe peço para escrever algo do seu jeito, ela diz: "Não sei! Cadê? Cadê a lição pra copiar?"

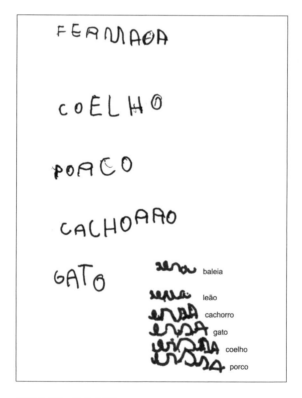

Figura 39 – Abril, 1991.
Cópia e escrita espontânea.

[Superando obstáculos] **107**

Essa produção (Figura 39) ilustra ambas as possibilidades: cópia e escrita sem modelo. É grande a distância entre as duas tarefas, e essa constatação é uma advertência. Não adianta saber o desenho das letras quando o que se sabe precisa de treinamento. A possibilidade gráfica, aquele aspecto motor do traçado, não garante a compreensão do que está sendo feito, pois, se houvesse concomitância, ela saberia reproduzir as palavras – escritas segundos antes na situação de cópia. Várias vezes e de diferentes jeitos, tento convencer Fernanda a escrever de maneira própria. Apesar da resistência, de vez em quando ela faz o que peço. Aquele comportamento perseverante manifesta-se no tamanho das grafias e no repertório de letras utilizado num determinado momento.

Após um passeio, solicito-lhe que escreva o que mais gostou de ver no parque (Figura 40).

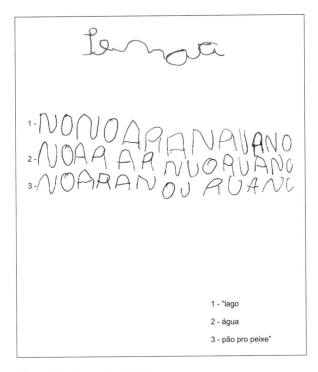

Figura 40 – Novembro, 1991.
Nome das coisas que viu no parque.

Noto que com cinco letras diferentes (**NORUA**) Fernanda representa graficamente "lago", "água" e "pão pro peixe". Observo ainda que as letras enfileiradas ocupam toda a extensão do papel e que, variando o posicionamento de uma ou de outra letra, ela coloca o que mais apreciou no parque. No dia seguinte, retomo o mesmo passeio, pedindo-lhe que escreva os nomes dos bichos vistos. O que ela produz manifesta outra possibilidade de trabalho. O repertório de letras utilizado é maior do que o do dia anterior, bem como a quantidade de grafias também é diferente. Fernanda acha que com quaisquer letras e com quaisquer quantidades pode representar qualquer palavra. Essa maneira de entender a escrita caracteriza o segundo nível da aquisição da língua.

Também caracteriza tal nível o modo como Fernanda se comporta no instante da leitura. Sua interpretação é sempre global, atribuindo uma palavra ao conjunto de letras e modificando essa interpretação quando lhe peço que releia o que acabou de produzir.

Esses trabalhos de Fernanda mostram que ela é capaz de reproduzir modelos e que saber copiar pouco ou nada contribui para a elaboração de recursos internos, mediante os quais se tem maior chance de entendimento do que se faz.

Eventualmente Fernanda procura realizar produções próprias, em vez de se interessar somente por cópias. O repertório de sinais já não se limita mais às letras que compõem seu nome. Ela interpreta globalmente o que escreve e coloca qualquer quantidade de grafias para representar qualquer palavra, independentemente de sua extensão.

1992

Condutas instáveis

Na maioria das vezes, na situação de cópia, Fernanda escreve o nome conforme convenção, o que não acontece nos instantes de assinatura espontânea. Com o dedo indicador ela sinaliza toda a extensão da escrita e diz seu nome quando peço que o leia. Quanto ao reconhecimento, desde que os nomes escritos sejam bem distintos e haja duas ou três cartelas, Fernanda pega a sua, mas sem justificar a escolha. A dificuldade surge quando coloco outros cartões com nomes cujas grafias se aproximam à do seu, em especial se a primeira letra coincidir. Esse comportamento mantém-se durante todo o período.

É grande a instabilidade de condutas. Há momentos em que Fernanda insiste em escrever em letra cursiva; em outros, aceita colocar letras de fôrma. Nessas situações, parece retornar à estaca zero, manifestando comportamentos anteriormente considerados superados.

No final do semestre, ocasionalmente, Fernanda diminui a quantidade de letras para escrever o que peço. Em vez de ocupar toda a extensão da folha, ordena linearmente cinco ou seis grafias, variando-as para expressar significados distintos ou até mesmo idênticos. Essa conduta prolonga-se por algum tempo (Figura 41).

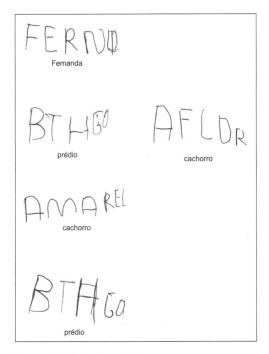

Figura 41 – Setembro, 1992.
Escrita de palavras.

110 [Maria Elisabeth Grillo]

Na produção dada como exemplo (Figura 41), é possível notar que é ocasional a repetição de um mesmo conjunto de letras para representar significados diferentes. Há o cuidado de variar os caracteres gráficos ou reposicioná-los, a fim de escrever palavras distintas. Isso não significa, no entanto, que de vez em quando Fernanda não volte a apresentar um trabalho similar ao comentado anteriormente.

1993

Imitando a escrita da amiga

Fernanda tenta várias vezes escrever o nome em letra cursiva, imitando uma colega que tem o mesmo nome e começa a fazer parte do grupo nesse semestre. Nesses momentos, observo que seu desempenho fica num patamar superior quando recorre às letras de fôrma, principalmente se houver um modelo para copiar.

A interpretação é feita globalmente. O reconhecimento do nome é justificado a partir de dois indícios – a primeira e a última letra. Assim, se a cartela com seu nome estiver misturada a outras com nomes de grafias parecidas, o reconhecimento deixa de acontecer.

Fernanda gosta muito da nova amiga que tem o seu nome. Tenta imitá-la em vários comportamentos, inclusive quando quer escrever. Observa-a representando com letra cursiva o que é proposto como atividade para todo o grupo. O resultado dessa imitação carregada de afetividade logo se faz sentir em suas produções. Ela mistura letras de fôrma e cursiva. Seria um retrocesso? Não, porque agora ela não coloca mais uma grande quantidade de sinais ocupando todo o espaço disponível. Parece-me também não se tratar de um retorno àquelas primeiras produções do início de 1991, porque noto seu cuidado ao modificar as notações gráficas em função do que pretende representar.

Depois de um período de trabalho, tenho chance de confirmar um ponto de vista defendido anteriormente, com relação ao fato de Fernanda imitar a escrita em cursiva de sua amiga. Realmente, aquelas produções, nas quais era difícil reconhecer como letras as

[Superando obstáculos] 111

suas notações gráficas, não indicavam um retorno a comportamentos manifestados ao longo de 1991. Agora as tentativas de realizar uma escrita em cursiva são cada vez mais ocasionais. Aos poucos, Fernanda volta a representar graficamente as palavras, usando letras de fôrma. Ela seleciona com atenção o que coloca no papel, e essa atenção pode ser percebida inclusive quando reproduz uma mesma seqüência e interpreta cada fileira de determinada maneira, ou quando faz o inverso, lê uma mesma palavra, embora a seqüência de letras seja diferente (Figura 42). Por exemplo, a seqüência **ATMRO** é interpretada como "jardim", "rosa", "azaléia", "flor amarela", "flor", "margarida". As seqüências **PATNP** e **PTAPN** são ambas interpretadas como "pato".

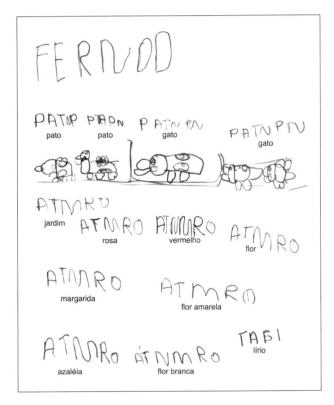

Figura 42 – Segundo semestre de 1993.
Escrita sobre o que viu no parque.

112 [Maria Elisabeth Grillo]

Fileiras de letras distintas são lidas com significados igualmente diferentes. Considero a possibilidade de Fernanda estar atenta ao que produz. Essa opinião também se confirma quando há sua manifestação de contentamento ao comentar o trabalho. Ela descobre ser capaz de realizar uma escrita feita de maneira própria e se empolga com isso. Ao final de cada trabalho, seus olhos brilham de alegria e ela orgulhosamente diz: "Olha, Beth, eu fiz sozinha!" Sinto-me recompensada, porque, após três anos, finalmente consigo modificar o sentimento de Fernanda sobre o próprio trabalho. Ela já percebe que é capaz de realizar e isso é muito importante, pois conquistou a autoconfiança. Diante desse progresso, coloco em segundo plano a produção de Fernanda no momento de escrita. Em primeiro plano está a certeza de que agora ela é capaz de fazer. E pode ser exatamente essa autoconfiança que conduz Fernanda a imitar cada vez menos a escrita da amiga.

1994

Rompendo padrões

As conquistas sobre a escrita do nome tornam-se evidentes. Um exemplo disso acontece quando Fernanda o escreve com letra de fôrma. Na maioria das vezes, ele é escrito conforme a convenção, inclusive na situação em que não há modelo para ser copiado. Os avanços estendem-se ao reconhecimento – ela já reconhece sua cartela dentre outras e justifica a escolha. Diante de sua cartela e a de Fabiana, resolve o problema dizendo: "O meu nome tem essa letra", aponta para a letra **R**, "e o dela não tem. No dela tem a letra **ba**", aponta para a letra **B**, "e no meu não tem". A leitura continua sendo feita de maneira global.

A grande conquista de Fernanda é a disponibilidade de fazer, cada vez mais, suas próprias produções. "Quero escrever", afirma, colocando qualquer quantidade de letras, independentemente da extensão das palavras. Julgo necessário ressaltar a sua conduta em sala de aula.

[Superando obstáculos] **113**

Com o mesmo entusiasmo ela interage com objetos variados. Diante de meus questionamentos, fala sobre os critérios que a levaram a organizar o trabalho de um jeito e não de outro. Quando não encontra um modo de justificar o que lhe pergunto, ao contrário do que acontecia antes (jogar ao chão tudo o que tinha na mesa), olha-me, sorri e diz: "Não quero mais, tô cansada". Porém, no dia seguinte, ela retoma espontaneamente aos mesmos objetos, como se estivesse disposta a resolver o que não solucionara. A oportunidade de refletir sobre suas próprias ações leva Fernanda a novas descobertas em outras atividades de sala de aula.

1995

Conquistando auto-estima

Em qualquer situação, na maioria das vezes o nome é escrito conforme convenção. A leitura é global. A autoconfiança de realizar a escrita do próprio jeito gera satisfação pela atividade e, conseqüentemente, o trabalho é feito com atenção redobrada. É exatamente isso que constato nas suas produções.

Aproveito seu entusiasmo pela escrita e a sua disponibilidade para trabalhar com as letras móveis e peço-lhe que componha o nome; em seguida, repito de maneira lenta a palavra sugerida, dizendo-lhe aproximadamente o seguinte:

– Onde está o **Fe** da Fer... nanda? E o **da** da Fernan... da?

Ela aponta para as respectivas letras, as quais servem como indícios nos instantes de reconhecimento de sua cartela. O próximo passo é tentar provocar generalizações desse conhecimento. Assim, repito várias palavras, sempre retomando seu nome e outro nome de um de seus amigos.

Com a minha ajuda e tendo o nome como modelo, Fernanda consegue identificar, cada vez mais, uma das letras que compõem a palavra que peço para representar graficamente.

Nesses momentos em que nos sentamos juntas, ela seleciona as letras móveis que vão formar a palavra solicitada com atenção redobrada. O resultado é uma composição na qual percebo sua possibilidade de identificar alguns valores sonoros e seu empenho em entender o que realiza. Por exemplo, peço-lhe que escreva "saci".

114　[Maria Elisabeth Grillo]

Antes de colocar qualquer letra na folha, ela repete pausadamente a palavra "saci", o que, aliás, vem fazendo de maneira cada vez mais constante. Isso explica a possibilidade de antecipação da quantidade de letras necessárias para compor determinada palavra. Depois de falar várias vezes **sa**... **ci**..., sorri e diz:
– Olha! Olha! Eu vi. **Sa**... **ci** tem o nome da Sa... brina. Vem cá ver, Sabrina!
Enquanto a amiga não se aproxima, Fernanda coloca as letras **SA**. Ao se aproximar, Sabrina pergunta à Fernanda:
– O que você escreveu?
– Saci. Eu vou ler: **sa** – aponta para o **S** – **ci** – aponta para o **A**.
– Aqui – voltando o dedo para a letra **S** – é igual o **sa** de Sa... brina.
Sabrina comenta:
– É mesmo, Fernanda, o **sa** de saci começa com o **sa** do meu nome. Também começa com o **sa** de salada, sapato.
A partir de então, as duas dizem nomes que principiam com a sílaba **sa** ou com a letra **s** combinada com outras vogais, como "sol... o". Esse diálogo entre Sabrina e Fernanda permite que eu alcance a seguinte aprendizagem. Primeiramente, destaco os comentários de Fernanda. Refletindo sobre a escrita, ela percebe que a letra **S**, antes usada apenas para escrever Sabrina, aparece também em tantas outras palavras. Essa descoberta indica que Fernanda progride no entendimento das composições silábicas, o que transcende a oralidade. Ao repetir de modo pausado uma palavra, antes de compô-la com as letras móveis, ela se dá conta da quantidade de sílabas, ou seja, recorre à hipótese silábica para realizar a tarefa. Acontece que, algumas vezes, ela percebe igualmente o valor sonoro daquele pedacinho da palavra pronunciada. E coloca então uma letra representando esse pedacinho. Quando ela escreve espontaneamente seus textos, o desempenho não é o mesmo. É mais comum que mantenha uma escrita com limitada quantidade de letras, interpretadas depois de modo global. No entanto, minha intenção é destacar outro ponto desse diálogo.
Fernanda conta que na palavra sa... ci tem o **sa** de Sa... brina, e mostra em sua escrita que são necessárias duas letras para representar a palavra "saci" (**SA**, **S**=sa, **A**=ci) e cinco para representar "saci-pererê" (**SAOPB**, **S**=sa, **A**=ci, **O**=pe, **P**=re, **B**=rê). Pois bem, o que desejo salientar é o seguinte. Quem ensinou isso a Fernanda? Ninguém. Nenhum adulto é tão original a ponto de elaborar uma hipótese com tanta criatividade. Essa maneira de pensar a escrita é,

[Superando obstáculos] 115

portanto, criação da própria criança, denotando seu esforço de compreender a língua escrita. Apreciar e valorizar tal esforço é o mínimo que os adultos podem fazer.

Em segundo lugar, aprendi com esse diálogo que os alunos incorporam nosso modo de proceder em sala de aula. Em nenhum instante ouço Sabrina recriminando a escrita de Fernanda, e acho importante esclarecer que, nessa ocasião, ela já escreve alfabeticamente, como pode ser constatado nos comentários sobre suas conquistas. Diante das letras **SA** lidas como "sa... ci", Sabrina retoma com a amiga o modo de eu interagir com as crianças: "É mesmo, Fernanda, o **sa** de saci começa com **sa** do meu nome".

Encerro com uma produção que indica que a hipótese silábica, as tentativas de correspondências e a hipótese de que o conjunto das grafias deve corresponder ao todo da palavra são ambas utilizadas espontaneamente num mesmo trabalho (Figura 43). Fernanda começa a avançar em direção ao terceiro nível da aquisição do sistema representativo da escrita.

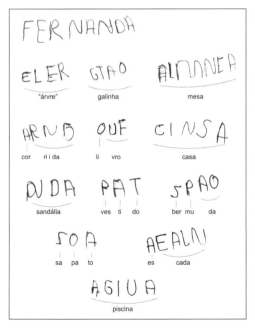

Figura 43 – Segundo semestre de 1995.
Escrita de palavras.

Síntese das conquistas de Fernanda

Fernanda manifestava resistência em desenvolver quaisquer atividades. As condutas perseverantes prevaleceram por muito tempo. No início de 1991, escrever significava para ela fazer cópia da lousa, dos livros ou de qualquer outro material. Na ausência de um modelo para reproduzir, obtive recusa de participação. Ela empurrava da sua frente todo e qualquer material. Aos poucos e ocasionalmente, aceitava produzir uma escrita sem um modelo para copiar. Observei então que as fileiras de letras ocupavam quase toda a extensão do papel. Ora eram reproduzidas várias seqüências de mesmas grafias, ora ocorriam mudanças que incluíam sinais diferentes ou simples reposicionamento das mesmas letras das fileiras precedentes. As características percebidas nesses trabalhos indicavam o segundo nível de aquisição da língua escrita. Durante longo período, Fernanda produziu textos que conservavam várias das características descritas para esse nível, o que não significava ausência de avanços. Mais e mais o nome passava a ser copiado conforme convenção e as primeiras e últimas letras eram usadas como indícios para o reconhecimento. Além disso, a escrita em geral apresentava menor quantidade de caracteres gráficos, as grafias não ocupavam mais todo o espaço disponível da folha. E o mais importante: o sentimento de ser capaz de realizar uma escrita do próprio jeito se manifestava em todas as suas condutas. Escrever passou a ser uma atividade prazerosa para ela.

Uma vez despertada a autoconfiança, Fernanda começou a produzir textos selecionando com cuidado as letras a serem escritas. De vez em quando, mantinha uma mesma interpretação para a mesma fileira de letras, ou seja, manifestava com seu comportamento de que maneira estava entendendo a escrita: mesmo significado = mesma composição gráfica; significados diferentes = composições distintas.

A auto-imagem positiva repercutiu também em outras situações de sala de aula. Fernanda já participava de discussões em grupo, expressando seu pensamento de maneira que todos a compreendessem. Relatava fatos que via na TV e outros que ocorriam no dia-a-dia. Retratava-se perante o grupo quando infringia as normas estabelecidas por todos durante os diálogos. Exigia retratação dos

[Superando obstáculos] **117**

amigos quando percebia que estava sendo desrespeitada. Tinha iniciativa em realizar trabalhos individuais ou em grupo. Desenvolvia todas as etapas de uma receita, por exemplo, desde que alguém fizesse a leitura do texto. Preparava lanches e fazia a distribuição um a um de maneira que todos recebessem a mesma quantidade. Estava sempre disponível para ajudar um colega. Empolgava-se na realização de qualquer atividade.

Finalizar esta síntese afirmando que Fernanda terminou 1995 apresentando algumas tentativas de utilização da hipótese silábica é contar muito pouco a respeito dos seus progressos. Por isso, passo a comentar brevemente algumas situações de sala de aula que ilustram, com mais clareza, a repercussão do sentimento de se considerar capaz de descobrir as razões subjacentes aos próprios atos.

Antes disso, porém, quero adiantar que as justificativas dadas por Fernanda denotam esforço de entendimento da língua escrita. Além disso, essas justificativas são compartilhadas por várias crianças, cujos trabalhos são comentados por estudiosos do assunto (Ferreiro e Teberosky, 1990; Seber, 1992).

No início de 1996, Fernanda apresenta produções que indicam uma fase de transição da língua escrita. Os conhecimentos já conquistados possibilitam reflexões que confirmam seu empenho para compreender o que escreve. Em certa ocasião, uma das crianças do grupo comenta sobre um passeio ao zoológico. Aproveito a oportunidade e peço para Fernanda escrever os nomes dos animais de que mais gosta. Ela escreve **EAOTAL** = elefante (**E**=e, **A**=le, **OTAL**=fante) e **AO** = papagaio (**A**=pa, **O**=pagaio). Depois de ter feito a leitura das duas fileiras, peço-lhe para mostrar onde há mais letras. Ela aponta para a primeira seqüência, dizendo: "Aqui". Prossigo e peço-lhe para apontar para onde há menos letras. Sem hesitar, ela aponta para a fileira **AO**. Pergunto-lhe então:
– Por que você escreveu elefante com mais letras e papagaio só com um pouquinho?

Sua resposta é imediata:
– Sabe, o papagaio é pequenininho – aproxima as duas mãos – e o elefante é mais grandão – levanta-se da cadeira e abre os braços.

Assim como muitas crianças que estão na mesma fase de desenvolvimento, Fernanda pensa que as palavras carregam em suas composições alguma característica dos objetos por elas designados.

118 [Maria Elisabeth Grillo]

Nos exemplos dados, as palavras "elefante" e "papagaio" manifestam certo atributo desses objetos – o tamanho. Assim sendo, conforme o modo de Fernanda pensar a escrita, quanto maior o tamanho de um objeto, maior a quantidade de caracteres gráficos necessários para escrever o nome.

Observo, no mesmo trabalho, outras escritas e peço-lhe a leitura. Ela aponta para a seqüência **BA**, dizendo "pé... é" (**B**=pé, **A**=é). Imediatamente, solicito-lhe que escreva a palavra "pá" e observo a produção da letra **R**. Aponto para as escritas **BA** e **R** e pergunto-lhe:

– Por que aqui (**BA**) você colocou duas letras e aqui (**R**) só uma letra?

Fernanda coloca as mãos na cintura e diz sorrindo:

– Ah, Beth! Você não sabe! Pé tem mais, tem dois, olha! – aponta para seus pés – E pá só tem uma – desloca-se até a lata de lixo que está num canto da sala, pega a pá e mostra o objeto.

Essa reação de Fernanda assemelha-se àquela das escritas "elefante" e "papagaio". Mas neste último exemplo as seqüências gráficas denotam a quantidade de objetos, e não mais o tamanho deles.

O que Fernanda está me ensinando com seu trabalho? Ela me mostra que é preciso enxergar as produções das crianças com olhos de criança. De que maneira o professor pode fazer isso, se a lembrança da sua infância já se perdeu no tempo? Sentando-se ao lado de seu aluno e perguntando-lhe as razões que justificam suas escritas. Sem esse diálogo é impossível conhecer o raciocínio da criança. Em contrapartida, é conversando que podemos apreciar as hipóteses que ela espontaneamente formula para escrever. E, o que é mais importante, conhecendo os motivos que conduziram a criança a representar de certo modo as palavras que escreve, podemos ajudá-la a conquistar novos conhecimentos e ajudá-la a conquistar uma auto-imagem positiva.

Afirmo hoje, sem receio de estar equivocada, que, por maior que seja o grau de deficiência intelectual de uma criança, ela sente na pele quando nos aproximamos para ajudá-la, para aprender com ela, e nunca para censurar suas descobertas, por mais distantes que sejam dos nossos pontos de vista. O sentimento de respeito manifestado com nossas atitudes é mais bem entendido pela criança do

[Superando obstáculos] **119**

que quaisquer palavras que talvez pudéssemos repetir em nossos momentos de diálogo. "Parabéns", "ótimo" ou algo similar nada significam diante da disponibilidade do professor de ouvir o que cada criança tem para contar a respeito de suas atividades.

Convivendo com meu grupo de alunos, aprendi que, independentemente do grau de deficiência intelectual de cada um deles, por meio de todos os sentidos eles tomam consciência de interagir comigo de maneira respeitosa e da crença na capacidade deles em superar os desafios inerentes à conquista de conhecimentos mais amplos. Quaisquer palavras que pudéssemos utilizar para ensinar-lhes a respeitar as conquistas do outro, tanto quanto desejam ver as próprias também respeitadas, não seriam mais bem assimiladas do que essa forma de interação. A linguagem tem limites que as ações concretamente realizadas desconhecem.

Tiago

Com 4 anos, Tiago foi matriculado em uma escola de educação infantil, onde permaneceu até o final do período pré-escolar. A partir de então, passou por algumas instituições de ensino, chegando inclusive a freqüentar *classe especial*. As justificativas para a troca de uma escola por outra eram sempre as mesmas: "Não consegue acompanhar as exigências do currículo. Não retém nenhum ensinamento. Aprendeu apenas a copiar o nome".

Ele começa a fazer parte do grupo pesquisado no segundo semestre de 1991, aos 10 anos. Segundo consta de seu prontuário, Tiago é "uma criança com deficiência intelectual de etiologia não identificada".

As figuras apresentadas a seguir ilustram dois momentos diferentes do processo de aquisição da língua escrita. Ao ingressar na Apabex, Tiago demonstra preferência por uma escrita em letra cursiva; recorre a um repertório reduzido de letras (c, a, o) para representar quaisquer palavras (Figura 44). No final de 1995, utiliza algumas letras com seu valor fonético convencional (Figura 45). Vamos acompanhar as conquistas alcançadas por Tiago ao longo do período em que integrou a instituição.

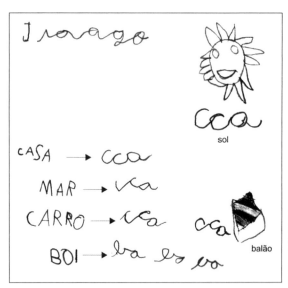

Figura 44 – Segundo semestre de 1991. Tíago utiliza duas ou três letras para quaisquer palavras.

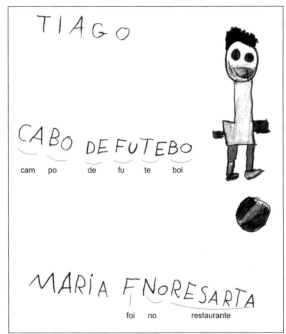

Figura 45 – Segundo semestre de 1995. "O jogo de bola".

1991

Assinatura do nome

A cópia do nome é feita de modo convencional. Na ausência do modelo, ele faz uma escrita em cursiva e, ocasionalmente, representa o nome sem qualquer alteração (Figura 46). A leitura é global, ele aponta para toda a extensão das grafias enquanto repete o próprio nome. As condições para que ocorra o reconhecimento são: poucas cartelas (duas ou três) e nenhum outro nome começando com a letra **T**. Preenchidas tais condições, ele justifica a identificação da cartela apontando para a primeira letra e dizendo: "Aqui tem Tiago".
Nos trabalhos de Tiago, observo discrepância entre possibilidade de cópia e escrita espontânea. As mesmas palavras copiadas minutos antes são reproduzidas, em seguida, com uma seqüência de duas ou três grafias. Assim como representa quaisquer significados com quaisquer letras, ele interpreta o que escreve dizendo o

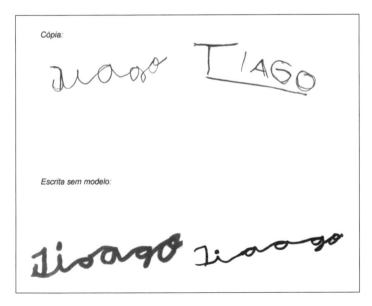

Figura 46 – Segundo semestre de 1991.
Escrita do próprio nome.

que lhe vem à lembrança naquele instante. Como resultado, faz leituras diferentes para as mesmas palavras. A interpretação se mantém somente quando a seqüência de letras aparece ao lado do desenho. Nesse caso, ele repete o nome da figura – porém, se ela for encoberta, a interpretação se modifica.

Aos poucos, Tiago aceita realizar uma escrita espontânea com letra de fôrma. No entanto, qualquer que seja a maneira escolhida para escrever, noto a utilização de algumas grafias que são reproduzidas depois com modificações bem pequenas ou, então, mantidas vezes seguidas (Figura 47).

Analisando o conjunto dos trabalhos realizados ao longo do semestre, parece-me que eles indicam o segundo nível de aquisição do sistema representativo da escrita. As figuras aproximam-se de

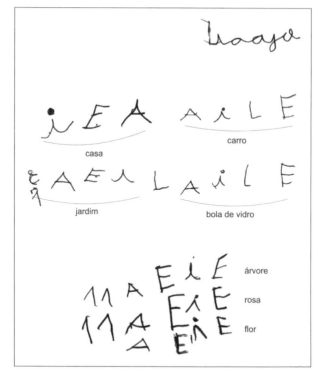

Figura 47 – Segundo semestre de 1991.
Letras e números na escrita de palavras.

formas gráficas que identifico como letras e números. Embora bastante reduzido, o repertório disponível de sinais é enfileirado linearmente e interpretado de modo global.

1992

Repertório ampliado

Quando não existe um modelo para ser copiado, na maior parte das vezes Tiago representa o nome com alterações. A interpretação continua sendo global e o reconhecimento ocorre apenas se houver poucas cartelas (duas ou três) com nomes que não iniciam com a letra **T**, que ele denomina "Tiago".

Quero destacar duas conquistas alcançadas durante esse período. No conjunto dos trabalhos realizados por Tiago, noto a utilização de um repertório bem maior de notações gráficas. Em alguns momentos, ele enfileira linearmente várias letras diferentes, deixando de reproduzir seqüências de mesmas grafias.

Ao mesmo tempo em que deixa de lado as reproduções estereotipadas, percebo que é possível identificar como letra muitos dos caracteres que passam a ser desenhados com mais firmeza. Aos poucos, Tiago enfileira qualquer quantidade de letras para escrever o que deseja, não obstante o cuidado de modificar as seqüências quer pelo reposicionamento de uma ou outra grafia, quer pela inclusão ou retirada de alguns caracteres.

No final do segundo semestre, observo que ele procura encaixar a palavra repetida oralmente naquela seqüência de letras apontadas no instante da leitura. Ao deixar de realizar momentaneamente uma interpretação global, ele pode estabelecer correspondência um a um – uma letra igual a uma palavra. Além disso, ele atribui um mesmo significado às séries de letras distintas (Figura 48). Por exemplo:

1. **ARFEBL** e **APF** interpretadas como "A Bela e a Fera" – mesmo significado atribuído a seqüências diferentes de letras.
2. **ARE** = os três filhos (**A**=os, **R**=três, **E**=filhos) — correspondência um a um entre palavras e letras.

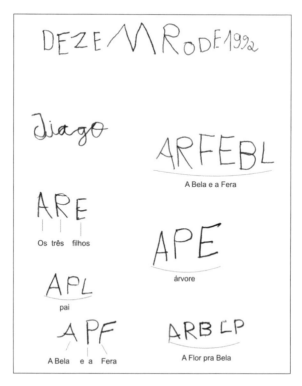

Figura 48 – Dezembro, 1992.
Escrita de uma história.

1993

A leitura do nome

Aos poucos, Tiago escreve o nome recorrendo somente às grafias que o compõem. A escrita convencional se estabiliza em cursiva e em letra de fôrma. Ao mesmo tempo em que alcança tal conquista, aos poucos Tiago modifica a maneira de interpretar seu nome. Ao tentar estabelecer correspondência entre sílaba oralmente destacada e letra, ele entra em conflito quando percebe que seu nome pode ser lido nas três primeiras letras. De início, o recurso encontrado é incluir posteriormente o sobrenome no nome. Tiago fica insatisfeito com esse modo de interpretação e modi-

[Superando obstáculos] **125**

fica parcialmente a leitura. Continua lendo Tiago nas três primeiras letras e, quanto às demais, diz: "Não pode tirar porque é letra do meu nome" (aponta para a sílaba final **GO**).

Quanto ao reconhecimento, ele não tem dúvida em identificar o nome dentre outros, mesmo que as grafias sejam bem parecidas. Para fazer averiguações, coloco os cartões disponíveis lado a lado e ele compara as letras apontando diferenças e semelhanças. Vejamos um exemplo:

Apresento a Tiago três cartelas: Tiago, Tino e Tango, e peço-lhe que pegue a de seu nome. Ele examina todo o conjunto e, em seguida, retira a cartela, dizendo:

– É esse o meu nome.

Pergunto-lhe então:

– Como você sabe que é essa a sua cartela?

A resposta dele é imediata:

– Tiago tem o **go** e esse daqui – aponta para Tino – não tem o **go**.

Não satisfeita, insisto pedindo-lhe que mostre onde está o **go** de seu nome. E Tiago aponta para a letra **G**. Nesse instante mostro o cartão onde escrevi "Tango" e digo:

– Você acha que aqui também tem **go**?

Ele balança a cabeça, como se concordasse comigo. Coloco a seguinte questão:

– Se aqui tem **go**, então esta cartela poderia ser a sua?

Após comparar as grafias, Tiago explica:

– Esse cartão não é meu porque o meu tem o **i** e nesse daí não tem **i**.

Com a escrita do nome estabilizada, Tiago tenta resolver o problema da interpretação. Sabe que todas as letras escritas pertencem a seu nome e que nenhuma delas pode ser retirada. Durante meses ele tenta descobrir uma maneira de fazer a leitura de modo que o agrade. Certo dia, conta-me o seguinte:

– Olha aqui – aponta para todas as letras do seu nome –, eu sei que só está escrito Tiago, mas, quando vou ler, não dá certo. Eu fui ler o nome do Kleber e o da Sabrina e vi que também não dá certo.

Apontando para o nome dele, pergunto:

– Como você sabe que aqui está escrito só Tiago?

– Sei porque eu vi na minha agenda. Lá está escrito meu nome todo, tem outras letras – ele se refere ao sobrenome. – Um começa com **T** – o nome –, o outro começa com **S**, igual o da Sabrina – o sobrenome. – Eu vou descobrir um jeito certo pra ler.

Dias depois, ele tenta fazer uma leitura alfabética de **TIAGO** (**T**=Ti, **IA**=a, **GO**=go) e demonstra ter ficado satisfeito com tal descoberta. Transcorridas algumas semanas, diz:

– Beth, já descobri como ler meu nome, é assim: eu deixo o **i** junto com o **t**, aí fica **ti**. E aqui – aponta para a letra **A** – é **a** e aqui – aponta para **GO** – é **go**. Desse jeito dá certo pra ler.

E assim Tiago descobre a possibilidade de ler alfabeticamente o nome.

Reformulando hipóteses

A conquista no que diz respeito ao modo de interpretar o nome repercute na escrita em geral. Ele usa simultaneamente duas maneiras de ler o que escreve: relaciona recortes orais da palavra e das letras e faz uma interpretação global. Como a correspondência entre os recortes e as letras é feita no momento da leitura, na tentativa de fazer coincidir o que fala com a quantidade de letras escritas, Tiago reage de maneiras distintas:

1. **CASO** = ovo (**C**=o, **A**=vo, **SO**=não precisa);
2. **AON** = carro (**AO**=car, **N**=ro);
3. **TISKT** = bicicleta (**T**=bi, **I**=ci, **S**=cle, **K**=ta, **T**=tira fora).

Noto ainda que Tiago pode representar do mesmo jeito palavras diferentes:

4. **EOT** = bombom; **EOT** = chocolate.

A letra passa na cabeça...

Tiago traz para a escrita em geral o procedimento de repetir de maneira pausada uma palavra antes de selecionar as letras. Ao mesmo tempo em que fala a sílaba da palavra, bate com o indicador sobre a mesa. Como resultado desse trabalho, de modo crescente

[Superando obstáculos] **127**

ele apresenta uma escrita na qual observo o estabelecimento da correspondência um a um. Ele começa a reformular, lentamente, seu antigo jeito de pensar a escrita, ou seja, não é com qualquer quantidade de letras que se escreve uma palavra. É preciso considerar os "pedacinhos" (as sílabas). Descobertos tais "pedacinhos", ele coloca, para cada um deles, uma letra. Mas toda vez que peço para que compare o que foi representado graficamente com a leitura alfabética de seu próprio nome, ele entra em conflito. A maneira como tem procurado superar tal conflito será observada em alguns trabalhos desse semestre. Por ora, vejamos o que ele conta numa situação em que escreve os nomes de alguns estados do mapa do Brasil.

– Sabe, Beth, para escrever Amazonas eu faço assim. Eu falo a... ma... zo... nas – e ele prolonga cada recorte. – Aí eu vejo que tem que colocar quatro letras. Se eu não falar, fica difícil porque eu não vejo.

Procuro saber o que significa falar e ver, perguntando-lhe:

– Você poderia me explicar isso?

– É que quando eu falo a letra passa na cabeça, aí eu vejo e escrevo. É assim. Eu falo **a** e escrevo o **a**. Depois falo **ma... ma...**, aí eu vejo o **ma** da mamãe e escrevo. Depois tem amazo... **zo** tem o **o** e o **na** é igual ao **na** de nadar.

E assim Tiago coloca **AMON** (Figura 49).

Ao fazer o recorte silábico antes de escrever, ele consegue controlar a quantidade de letras e a seqüência delas. O resultado é uma escrita silábica. Porém, tal conquista não se generaliza de imediato, de modo que, no mesmo trabalho, ele coloca **IAO** = Espírito Santo (**I**=Espírito, **A**=San, **O**=to).

Ainda no que diz respeito à Figura 49, saliento o seguinte: ao repetir pausadamente as palavras antes de escrevê-las, Tiago faz uma descoberta: "É que quando eu falo a letra passa na cabeça, aí eu vejo e escrevo".

O que Tiago *vê* é o traço de sonoridade. Na linguagem de adulto, essa descoberta pode ser interpretada do seguinte modo: não é com qualquer quantidade de letras que se escreve uma palavra, nem com qualquer uma delas. É lógico que Tiago não explica assim o que realiza, mas demonstra agir conforme minha explicação. Por exemplo, ele escreve **AO** = Santo, **ET** = esta (**E**=es, **T**=ta), **CR** = carro (**C**=car, **R**=ro).

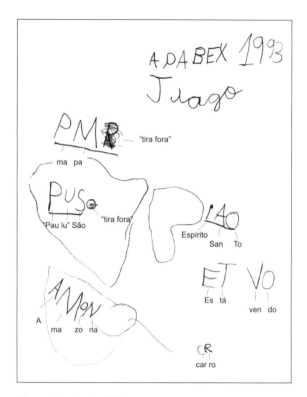

Figura 49 – Junho, 1993.
Escrita de nomes de alguns estados do Brasil.

Mais alguns dias e Tiago comporta-se de uma maneira que confirma o quanto ele vem refletindo a respeito da língua escrita. Tal reflexão aparece de modo claro no que comenta a respeito do próprio trabalho (Figura 50).
Ele lê duas vezes a mesma seqüência de letras **CRO**. Lê cada uma como "cachorro" e "carneiro", estabelecendo correspondência um a um. Aproveito a ocasião e pergunto-lhe se podemos escrever do mesmo modo nomes diferentes. A resposta é imediata:
– Não. Mas os dois têm **ca**. Olha, ca... chorro e car... carneiro.
Depois de comparar várias vezes os dois nomes, diz sorrindo:
– Já descobri. Quando eu falo car... nei... tem o **n**. E ca... chor... ro não tem **n**. Eu vou escrever de novo e colocar o **n** do carneiro. Mais vou deixar o **ca** porque os dois têm **ca** no começo.

[Superando obstáculos] **129**

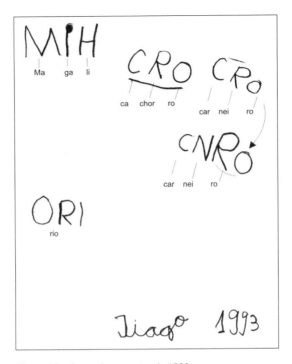

Figura 50 – Segundo semestre de 1993.
Correspondência um a um, com traço de sonoridade.

Nas produções dos três últimos meses desse semestre, observo o seguinte.

1. A hipótese silábica passa a ser utilizada de maneira mais freqüente e o traço de sonoridade aparece em várias escritas de Tiago.
2. Em geral, ele justifica as reformulações que faz no instante da leitura.
3. Quando não reescreve uma palavra, após lê-la e descobrir algo que o deixa insatisfeito, ele explica, como em **MIH** = Magali: "Eu pus o **ga** no final e não é. Mas vou deixar assim porque já estou cansado de pensar".
4. E, finalmente, começo a notar que, de vez em quando, Tiago tenta reproduzir as letras que compõem determinada sílaba. Ele coloca **ORI** = rio.

1994

A dúvida da estagiária

A correspondência um a um entre letra escrita e sílaba oral predomina nesse início de semestre. Atento ao que escreve, Tiago procura variar as letras de acordo com os valores sonoros que consegue destacar. Esses valores aparecem inclusive na formação de frases.

A preocupação com a escrita pode ser também notada em duas outras situações. Na substituição de letras que ele realiza no momento da leitura, como em "maria-mole". Primeiro coloca **MAIRE**, depois **MIAEO** e finalmente **MIAOE**, ou seja, representa os traços de sonoridade das duas palavras. A outra situação diz respeito à repetição de uma mesma série de letras para representar uma mesma palavra, como em **AER** = árvore e **OER** = flor.

Essa repetição de uma seqüência de grafias expressando uma idéia aparece na frase "O menino beijou a boneca", escrita no final do semestre passado e nesse, exatamente com as mesmas letras (Figura 51).

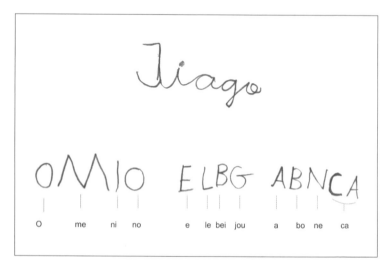

Figura 51 – Correspondência um a um na escrita da frase

[Superando obstáculos] **131**

O que significa isso? Significa que, uma vez descoberto o traço de sonoridade, esse modo de escrever se generaliza, aos poucos, para quaisquer palavras. O resultado são composições iguais, mesmo transcorridas algumas semanas. Começam a surgir formas fixas de escrita. Por outro lado, essa mesma descoberta ajuda a criança a avançar um pouco mais no seu jeito de pensar a escrita. Ela começa a descobrir que, àquele recorte oral, corresponde, às vezes, mais de uma grafia. Aproxima-se de um entendimento mais amplo a respeito da representação gráfica desses recortes. Esse entendimento é bastante lento porque se trata de reformular a hipótese silábica, substituindo-a pela hipótese alfabética. A passagem de um modo de entender a escrita para outro modo mais próximo das regras convencionais caracteriza o quarto nível de aquisição da escrita. Durante essa passagem, ora a criança coloca para cada recorte oral apenas uma letra, ora duas. As composições silábicas são progressivamente representadas. Essa convivência entre duas maneiras de entender a escrita aparece em suas produções.

Por exemplo, a sílaba **ca** aparece em **CAZ** = casa, **CARO** = carro; a sílaba **ta** é representada em **ISKTA** = bicicleta. As sílabas **me**, de "menino", e **la** de "bola", aparecem em **MENO** e **BLA**, respectivamente.

Certo dia, Tiago escreve **CVAO** = cavalo (**C**=ca, **VA**=va, **O**=lo), **CA** = carro (**C**=car, **A**=ro) e **IOCA** = pipoca (**I**=pi, **O**=po, **CA**=ca). (Figura 52.)

Essa maneira de Tiago escrever chamou a atenção de uma estagiária do curso de pedagogia, que me perguntou:

– Você considera normal isso que ele fez? Não é falta de atenção?

– Por que você pensa dessa forma? – pergunto.

E ela explica:

– É simples. Veja, aqui em pipoca ele escreve a sílaba correta, coloca o **ca**. Nas palavras carro e cavalo, a sílaba **ca** está incompleta, falta letra.

Aponto para as outras escritas de Tiago, nas quais ele estabelece uma correspondência um a um entre recortes orais e letras. Destaco o exemplo **OMIOMUIO** = "O menino maluquinho", onde além das correspondências ele conserva os valores sonoros.

[Maria Elisabeth Grillo]

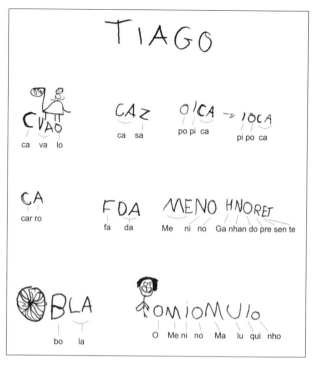

Figura 52 – Novembro, 1994.
Reformulando a hipótese silábica.

– Nesses exemplos, você nota que uma letra corresponde a uma sílaba. Além disso, nem sempre ele coloca uma letra qualquer, mas aquela que representa uma das letras da sílaba em questão. Assim, em **MIO** = "menino", o **m** representa o "me", o **i** a sílaba "ni", o **o** a sílaba "no". Se nesses exemplos uma letra corresponde a uma grafia, significa avanço. Em sua observação você julga que ocorreu omissão de letras. Já do meu ponto de vista ocorreu acréscimo. Há momentos em que ele acrescenta uma letra para compor uma sílaba e, em outros, retorna às correspondências. Ele enfrenta dificuldades para coordenar a quantidade de grafias que compõem cada sílaba percebida oralmente.

A coordenação todo–partes, isto é, coordenação do todo que é a sílaba com suas respectivas partes, as letras, mais a coordenação todo–partes que é a palavra *versus* as sílabas, constitui a etapa final

[Superando obstáculos] **133**

de um longo processo: a aquisição da base alfabética da escrita. E, como todo processo, esse também é lento. As generalizações não ocorrem de imediato para todas as palavras. O que Tiago fez nesse trabalho constata progresso e esforço de entendimento.

A estagiária voltou-se para arrematar:

– Se você mostrar a maneira certa de escrever, ele não vai errar mais.

– Se *mostrar* fosse suficiente para a criança aprender a escrever, por que tantas demoram tanto tempo?

Essa pergunta a estagiária não respondeu, e eu sei o porquê. É impossível ver o que a criança faz quando se desconhece seu processo de desenvolvimento.

1995

Autocorreções

Tiago continua apresentando produções nas quais observo que, ocasionalmente, ele representa toda uma sílaba, embora predominem as correspondências um a um. Apesar das oscilações entre um e outro jeito de pensar a escrita, observo em nossos diálogos o quanto ele se empenha.

Depois de escrever "Michelle", anuncia a próxima palavra, "mesa", e completa: "O **me** de mesa é igual o **mi** da Michelle, é só tirar o **i** e colocar o **e**, aí vira **me**". Sobre a palavra "panela", diz: "Eu descobri que tem **la** que parece com **li** do Ulisses, mas não é **li** é **la**". Todo orgulhoso, apresenta sua descoberta ao amigo Ulisses, dizendo: "Olha aqui, na panela eu peguei o **li** do seu nome e coloquei o **a** e virou **la**".

Observo que Tiago vem apresentando, cada vez mais, produções em que observo composições de sílabas inteiras. Com esse conhecimento mais amplo a respeito da escrita, ele pode perceber o que deve fazer para reformular suas anotações. Toda vez que faz uma reformulação, explica a razão de estar reescrevendo determinada palavra (Figura 53).

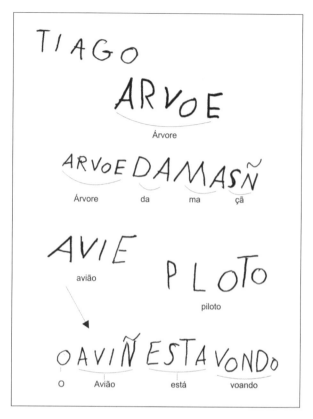

Figura 53 – Segundo semestre de 1995. Autocorreção.

Síntese das conquistas de Tiago

Ao integrar o grupo de alunos pesquisados, Tiago copiava quaisquer palavras: ele sabia desenhar as letras. Apesar disso, na ausência de modelo, seu repertório gráfico reduzia-se a três ou quatro letras. Deduzo que, antes de minha ação educativa, Tiago já compreendia a diferenciação entre os traçados do desenho e da escrita. Ao utilizar um número limitado de notações gráficas, ele enfileirava linearmente e realizava uma interpretação global dos sinais. Essa maneira de compreender a escrita caracterizava o segundo nível de aquisição do sistema representativo.

[Superando obstáculos] **135**

Embora mantendo o mesmo nível durante certo tempo, gradativamente, Tiago ampliou o repertório gráfico. Várias letras distintas eram enfileiradas para escrever quaisquer palavras. Esse avanço foi possível não só devido à oportunidade de uma interação mais ativa com o material gráfico, mas também porque Tiago começou a participar de uma série de atividades diferentes, com a manipulação de outros tipos de objeto.

A variabilidade de propostas pedagógicas mais minha solicitação constante para que descobrisse maneiras diferentes de organizar os objetos repercutiam em todas as suas condutas. Ele ganhou autoconfiança. Realizava o que era pedido sem receio de ser censurado.

A persistência de minha parte em acreditar na capacidade de Tiago de descobrir maneiras diferentes de pensar as próprias ações e sua disponibilidade para realizar tais descobertas o conduziam a novas conquistas.

No momento da leitura ou antes de escrever algo, ele descobria a possibilidade de efetuar recortes, percebia que as palavras eram compostas de pequenas partes. Essa análise o conduzia a estabelecer uma correspondência um a um entre cada pequena parte da palavra e uma letra. No princípio, as letras não tinham nenhum valor sonoro. Aos poucos Tiago descobriu nos recortes orais a consoante ou a vogal pertencente à sílaba repetida várias vezes de maneira lenta.

Desse modo, ele atingiu o terceiro nível da aquisição da escrita. A descoberta dos valores sonoros das letras ajudou Tiago a reformular o que colocava no papel, realizando uma escrita que o satisfizesse mais, ajudando-o a relacionar aquelas partes destacadas oralmente com outras tantas existentes em formas gráficas fixas e estáveis, como seu nome e os nomes dos amigos.

Esse esforço de aprendizagem fez que Tiago atingisse o quarto nível de aquisição da escrita. Em alguns momentos, ele manteve a hipótese silábica, colocando para cada recorte oral uma grafia. Em outros, porém, representou o conjunto das letras que compunham tal recorte. A instabilidade entre essas duas maneiras de pensar a escrita prolongou-se por vários meses. Apesar disso, Tiago prosseguiu descobrindo de que modo as letras se combinavam na formação das sílabas. Percebeu que, ao conservar determinada consoante e trocar as vogais, podia formar composições silábicas distintas.

136 [Maria Elisabeth Grillo]

Para relembrar dois exemplos, conservando a consoante **m** e substituindo a vogal **i** por **e**, foi possível escrever "Michelle" e "mesa". Combinando a consoante **c** com as vogais **a** e **o** e combinando a consoante **m** com a vogal **a**, escreveu "macaco".

O entendimento de que as sílabas são compostas de valores sonoros menores foi expresso por ele em várias situações. Para recordar, transcrevo o que ele contou a respeito da palavra "baleia": "Primeiro eu coloquei o **ba**. Depois eu vi o **li** do Ulisses, tirei o **i** e pus o **e**. Virou **le**. E aqui", apontou para **IA**, "eu fui pensando e falando ba... le... i... a. Então eu vi que tinha de colocar **ia**".

Como podemos entender comentários como esse ou como o da escrita "Amazonas"? Primeiramente quero destacar o apoio na oralidade. Por iniciativa própria, a criança recorre àquilo que já domina, a linguagem oral, para entender melhor aquele sistema representativo que está em processo de aquisição, a linguagem escrita.

Ao falar, a criança volta sua atenção para os movimentos e contatos dos órgãos da fala. Por exemplo, os lábios se unem na produção de sílabas como **ba** de baleia ou **ma** de Amazonas. A ponta da língua toca o palato quando ela produz sílabas como **le** (baleia) ou **na** (Amazonas). Além disso, esses movimentos em contatos são acompanhados de percepções acústicas, pois ela ouve o que a boca emite. Esse conjunto de informações ajuda a criança a recuperar o desenho da letra. Por isso Tiago disse: "É que quando eu falo a letra passa na cabeça, aí eu vejo e escrevo".

A reflexão a respeito da própria linguagem conduz também à descoberta de que é possível realizar análises de diferentes níveis. Num primeiro momento, a criança atribui ao conjunto de grafias o todo da palavra. Quando atinge a hipótese silábica, o todo da palavra começa a ser decomposto em partes menores. Esse é um passo importante na direção do entendimento das sílabas. Porém, essa conquista se mantém no plano da oralidade, porque cada parte da palavra é representada por uma letra.

Gradativamente, cada parte destacada na oralidade se transforma em um todo, que passa a ser analisado em pedaços menores ainda – cada uma das letras que o compõem. Nesse momento, o entendimento a respeito das sílabas se generaliza para a escrita em geral. Trata-se de um longo caminho que a criança precisa percorrer para chegar a escrever com algumas sílabas e, aos poucos, dominar a base alfabética.

[Superando obstáculos] **137**

Tiago precisou de vários semestres para atingir o quarto nível de aquisição da escrita. Acredito que o tempo é o que menos importa quando colocamos o entendimento acima de tudo. Ele demonstrou esse entendimento quando escreveu e comentou as próprias produções.

Tantas descobertas só são alcançadas se o professor deixar a criança participar ativamente de seu processo de desenvolvimento. É porque compreende o que faz que ela se sente estimulada a prosseguir avançando. Essa maneira de interagir com os alunos é o que a estagiária do curso de pedagogia não conseguiu entender. Ela ainda acreditava que compete ao professor dar modelos para serem copiados e que esse é o caminho da aprendizagem. A estagiária ignorava quanto uma criança pode descobrir quando suas produções gráficas são aceitas sem censura.

Termino esta síntese colocando uma das últimas produções de Tiago antes de deixar a instituição, em 1997.

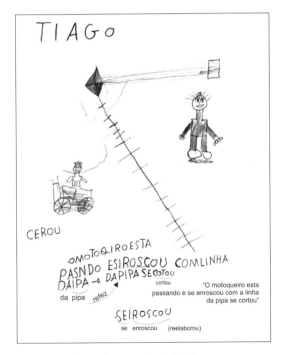

Figura 54 – Segundo semestre de 1997.
Reelaborando a escrita.

5
SÍNTESE DAS MINHAS CONQUISTAS

Além de tudo o que aprendi com as crianças e coloquei na descrição de seu desenvolvimento, chegou o momento de abordar o que separa minha antiga postura como educadora de meu modo atual de pensar.

Ao mesmo tempo em que comentava os comportamentos de meus alunos nas diferentes atividades propostas, fui colocando de que maneira as reações deles repercutiam no meu modo de entender o outro e de compreender a mim mesma como profissional e ser humano. Aos poucos, reconstruí uma visão particular de homem e de mundo. Essa visão se fortaleceu à medida que me dediquei aos estudos e me esforcei para traduzir o que aprendia nos textos em atividades práticas de sala de aula e em condutas frente aos alunos.

Com tais decisões, passei a obter respostas para alguns dos meus antigos questionamentos. Outras tantas dúvidas apareceram, e encontrar justificativas para elas não foi tarefa fácil. Importava rever antigos valores, modificar meu jeito de entender a realidade.

Quando comecei a lecionar, julgava que a minha tarefa era transmitir os ensinamentos das cartilhas adotadas. Aos alunos competia repetir as lições ensinadas. Eu desconhecia os diferentes níveis evolutivos. Impedia a capacidade de criação dos alunos. Eram páginas e páginas que eles precisavam preencher para dominar o uso do lápis e do papel, *treinar a coordenação motora*. Folhas e

140   [Maria Elisabeth Grillo]

folhas com figuras para pintar o objeto maior, fazer um X no menor, copiar letras do alfabeto e palavras a fim de *desenvolver a leitura escrita*. Hoje percebo que esse tipo de trabalho transforma o aluno em dependente de alguém disposto a dar-lhe conhecimento. A resistência inicial de cada aluno aqui analisado em realizar uma tarefa do próprio jeito constitui testemunho de quanto esse tipo de procedimento atrapalha o desenvolvimento e a auto-imagem.

Demorou para eu entender que a interação mantida com as crianças refletia descrédito em minha capacidade de justificar para mim mesma o que realizava em sala de aula. Tal descrédito se refletia em minha maneira de agir com as crianças. Levá-las a repetir os dizeres das cartilhas era manifestação externa da minha insegurança de caminhar com autonomia. Mesmo sem compreender o que as cartilhas sugeriam como atividades para alfabetização, assim mesmo eu as reproduzia em sala de aula.

Hoje percebo que decidir quando e de que maneira uma criança deve começar a ser alfabetizada é uma questão aleatória, na melhor das hipóteses. Primeiro porque, ao decidir que chegou o momento da alfabetização, desconsideramos o que a criança já construiu a respeito da escrita. Partimos de quaisquer *famílias silábicas* ou de quaisquer *palavras-chave* como ponto inicial de aprendizagem.

No entanto, toda criança vive rodeada de textos escritos, placas de rua, jornais, revistas etc., e muito cedo tenta formular hipóteses a respeito da natureza desse material gráfico: Para que serve? Que idéias transmite? Dito de outro modo, ela já compreende alguma coisa sobre a escrita, quando se *decide* alfabetizá-la.

Em segundo lugar, ao adotar um manual de ensino que estabelece de que maneira a criança deve ler e escrever, impomos a trajetória que deve seguir, outra decisão aleatória. As cartilhas começam por onde as crianças terminam. Além disso, algumas crianças desenvolvem-se trilhando percursos repletos de particularidades.

Quando me dei conta de que precisaria caminhar sem muletas, sem recorrer às sugestões dos manuais de ensino, me senti insegura. O recurso encontrado foi estudar e procurar interagir com meus alunos de outra maneira. Passei a dar-lhes oportunidade de colocar seus pontos de vista, em nenhum instante impondo-lhes meu modo adulto de entender a escrita.

À medida que o tempo transcorria, mais e mais passava a acreditar na capacidade dos alunos para realizar descobertas, inventar recursos que pudessem justificar o modo de compreenderem o sistema representativo da linguagem. Hoje reconheço que a crença em sua capacidade era reflexo de um sentimento novo. Eu acreditava em mim mesma, acreditava em minha capacidade de selecionar atividades conforme os níveis de desenvolvimento de meus alunos e de compreender suas reações como manifestações, no plano das condutas, de conquistas próprias desses mesmos níveis. Com essa mudança de atitude, aprendi com eles. Agradeço-os intensamente por isso. Pela oportunidade de ter crescido profissionalmente e como ser humano.

6
CONCLUSÃO

As crianças com deficiência intelectual apresentam as sucessivas etapas do processo de aquisição da escrita já identificadas em crianças sem tal comprometimento? Embora a resposta para essa pergunta apareça ao longo das várias sínteses, retomo-a nesta conclusão com o objetivo de enfatizá-la. Tratando-se de crianças com deficiência intelectual, a questão do tempo pode preocupar os dedicados a ensinar-lhes. Pude observar com todos os meus alunos que seu ritmo de aprendizagem apresenta momentos de intensa desaceleração. Durante meses seguidos, as produções gráficas podem manter-se inalteradas do ponto de vista da etapa de aquisição. Não foi fácil superar aquele sentimento de que as possibilidades de ajuda esgotavam-se. O caminho da superação é a confiança na capacidade de avanço das crianças e em nossa capacidade de encontrar uma maneira diferente de atuação na sala de aula. A questão tempo tornou-se, então, secundária. O que importava era o entendimento dos alunos, demonstrado em produções gráficas e comentários.

Em segundo lugar, ressalto as freqüentes oscilações entre modos distintos de pensar a escrita. O processo de desenvolvimento é caracterizado por períodos de instabilidade. A criança não reformula de um instante para outro seu modo de agir. Antes de transformar um desafio em nova conquista, ela oscila, ora age de modo que denota progresso, ora apresenta um comportamento julgado por nós como já ultrapassado. Essas oscilações freqüentes podem prolongar-se por meses e meses na criança com deficiência intelectual.

Quando, além dessas idas e vindas, ela apresenta produções gráficas que se afastam do referencial teórico norteador do nosso trabalho, existe o perigo de o sentimento de impotência nos atingir. Nesse momento é preciso colocar o respeito pela individualidade do outro acima de tudo. Não é porque a trajetória apresenta particularidades que a diferenciam de tantas outras que não é válida. A validade de um percurso é dada pelo resultado final. O que a criança realiza graficamente está sendo compreendido? Se ela entender por que escreve de um jeito e não de outro, nada mais importa, a condição necessária para atingir maneiras cada vez mais elaboradas de escrita está garantida. Com autoconfiança, a criança saberá buscar conhecimentos novos, pois já aprendeu a acreditar na própria capacidade de reação.

Outra questão que por muito tempo me afligiu foi a rigidez das condutas apresentadas por algumas crianças com deficiência intelectual. A minha impressão hoje é a de que a rigidez das condutas se fortalece quando a criança é submetida a treinamentos. Se durante muito tempo, em outras instituições, elas tiveram de realizar tarefas de coordenação motora, preenchendo páginas e páginas de exercícios, como pude observar em seu material. Além disso, se tiveram de fazer muitas cópias de palavras, frases, números e memorizar as denominações das letras do alfabeto. Com tanto treinamento, só lhes restava recorrer a mim para realizar qualquer atividade proposta. "Como é para fazer?" "Faz para mim." "Eu não sei." "Não vou fazer." "Passa na lousa que eu copio." Tive de agir com muita flexibilidade para mostrar a cada uma delas que eram capazes de fazer o solicitado, bastava tentar.

O professor precisa de muita criatividade, sem abrir mão de determinadas rotinas. Oferecer diversidade de materiais – manufaturados e sucatas –, propor variabilidade de atividade, solicitar constantemente que os alunos organizem de diferentes maneiras os mesmos objetos e receber sem censuras o que eles tiverem condições de realizar são condutas pedagógicas que vencem quaisquer resistências. Percebi que, diante da diversidade de situações, eles superam a rigidez, na medida em que suas condutas ganham flexi-

[Superando obstáculos] **145**

bilidade. Essa flexibilidade se generaliza, gradativamente, para todo e qualquer comportamento, porque o raciocínio ganha mobilidade.

O aluno que organiza os objetos de diferentes maneiras aprende a encontrar as razões que podem justificar seus arranjos, e amplia o repertório gráfico, colocando letras distintas para representar o que deseja. Em síntese, a criança só atinge mobilidade de raciocínio se o professor atuar com mobilidade. A flexibilidade atinge o todo da interação professor–aluno.

Com essa ação educativa, percebi também que, além das resistências e bloqueios, pode-se vencer a falta de auto-estima e de crença na própria capacidade de construir novos conhecimentos. Quando qualquer esforço é valorizado, a criança sente-se livre para descobrir maneiras distintas de escrever, ler, desenhar e organizar os objetos. Com a oportunidade de colocar seu ponto de vista, ela aprende a apreciar a perspectiva do outro. Há respeito mútuo e solidariedade, o que torna a interação impregnada de afetividade.

Posso responder agora àquela pergunta feita quando iniciei este estudo. Em todas as etapas do processo de aquisição da escrita, Sabrina e Tiago apresentam comportamentos característicos de cada uma delas. Acompanhando o que descrevem outros estudiosos do assunto, observo nas produções deles reações similares diante de certas dificuldades que muitas crianças enfrentam até chegar a dominar esse sistema representativo. À medida que essas dificuldades são vencidas, as hipóteses lingüísticas atingem um patamar mais alto.

Sabrina atinge o quinto nível, ou seja, domina a base alfabética da escrita e começa a lidar com questões como separabilidade, pontuação e regras ortográficas.

Tiago apresenta produções que denotam o quarto nível da aquisição da escrita. Sem reformular definitivamente a hipótese silábica (terceiro nível), ele começa a compreender de que maneira as letras se combinam para formar sílabas. Ele conhece várias formas fixas de escrita e utiliza algumas composições de letras para representar o que deseja.

No início do trabalho, Ulisses Thiago está no primeiro nível. Ele diferencia os traçados da escrita e do desenho. Gradativamente, ao substituir caracteres gráficos ou garatujas por letras, ele atinge o segundo.

146   [Maria Elisabeth Grillo]

Durante certo período, ele coloca qualquer quantidade de letras para escrever quaisquer palavras. Aos poucos, começa a estabelecer uma correspondência entre recortes orais e grafias, ao mesmo tempo em que elabora palavras com uma ou outra sílaba. A partir do segundo nível, Ulisses Thiago não apresentou um conjunto de produções que pudessem me permitir encaixar seu trabalho no próximo nível da aquisição da escrita, isto é, o terceiro. Uma das características marcantes do terceiro nível é a generalização das correspondências um a um entre recortes orais e letras. Aos poucos, essa generalização possibilita a descoberta de valores sonoros. Pois bem, apenas ocasionalmente Ulisses Thiago utiliza as correspondências e os traços de sonoridade, pois escreve algumas palavras com quaisquer letras e coloca uma quantidade delas que não tem nada a ver com o número de sílabas.

Apesar disso, ele apresenta tentativas de utilização de algumas composições silábicas e de formas estáveis de escrita, por exemplo quando escreve os nomes dos amigos e outras palavras. Tais tentativas indicam o quarto nível de aquisição da escrita. No entanto, o que Ulisses Thiago produz não reflete exatamente o conjunto de características desse nível. Isso porque em vários momentos ele ainda escolhe qualquer letra, sem manter inclusive o traço de sonoridade e sem relacionar quantidade de grafias e extensão das palavras. Novamente noto que esse modo particular de pensar a escrita não constitui empecilho. Sem deixar de apresentar trabalhos nos quais observo escritas com quaisquer letras e outras com correspondências um a um, progressivamente ele apresenta mais e mais tentativas de composições silábicas. Assim, Ulisses Thiago chega a escrever alfabeticamente várias palavras nas quais há omissões e inversões de letra. Algumas vezes, se pode descobrir o que ele quis representar graficamente antes mesmo de sua leitura. Constantemente, as reformulações que ele realiza ocorrem com ajuda nos instantes em que lhe peço para interpretar o que escreve.

Kleber inicia o trabalho no segundo nível de aquisição da escrita. As letras ocupam toda a extensão disponível da folha. Aos poucos, ele diminui a quantidade de letras e começa estabelecer correspondência entre recortes orais e letras. As oscilações entre produções indicativas do segundo e terceiro nível persistem por bastante tempo. Há convivência de diferentes modos de pensar a

[Superando obstáculos] **147**

escrita, porque as hipóteses lingüísticas não chegam a ser reformuladas no sentido de Kleber utilizar de modo mais sistemático uma delas.

Apesar das oscilações, aos poucos Kleber avança na direção da conquista de sílabas. Em um mesmo trabalho, escreve com qualquer quantidade de letras, depois estabelece correspondências e coloca algumas palavras com uma ou mais sílabas.

À medida que mais e mais palavras são representadas com suas respectivas sílabas, ele deixa de escrever com quaisquer letras e estabelece correspondências. Ele passa das oscilações entre o segundo e terceiro nível para uma escrita alfabética que indica o quinto nível de aquisição. Persistem as trocas que traz da linguagem oral para a escrita e as reformulações ainda dependem de eu estar perto dele, ajudando-o no momento da leitura com meus questionamentos.

No início do trabalho, Fernanda enfileirava linearmente várias grafias que ocupavam quase toda a extensão da folha. Reproduzindo seqüências de letras iguais ou substituindo algumas, ela apresentava produções indicativas do segundo nível. Sem deixar de lado a hipótese de que a escrita deve ser realizada com letras, pouco a pouco Fernanda reduz a quantidade de sinais gráficos, ao mesmo tempo em que, ocasionalmente, tenta estabelecer correspondência um a um entre recortes orais e letras. Embora não tenha chegado ao terceiro nível de aquisição da escrita, utilizando de modo sistemático a hipótese silábica característica dessa etapa, nos momentos em que realiza atividades com as letras móveis ela demonstra um entendimento a respeito desse sistema representativo que não aparece quando elabora sozinha o trabalho.

Esse entendimento inclui a hipótese de que as palavras carregam em suas composições determinados atributos dos objetos que designam, por exemplo o tamanho. Além disso, sua compreensão também aparece nos instantes em que descobre a possibilidade de uma mesma sílaba aparecer em palavras com significados distintos, como em "saci" e "Sabrina".

Convivendo tantos anos com crianças com deficiência intelectual, descobri a possibilidade que têm de trilhar caminhos distintos para conhecer de que maneira a língua escrita está organizada. As particularidades inerentes a algumas trajetórias não devem ser entendidas como empecilho. Todas as crianças podem progredir. Algumas delas chegam a escrever quaisquer palavras de modo alfabético. Independentemente do nível atingido, elas compreendem os motivos que as conduziram a escrever de um jeito e não do outro.

A possibilidade de entendimento deve ser colocada como objetivo maior de nossa ação educativa. Com o pouco que aprendi realizando este estudo, não consigo vislumbrar outra possibilidade de resgatar a dignidade do ser humano a não ser estimulando o raciocínio e a confiança na própria capacidade de buscar novos conhecimentos.

BIBLIOGRAFIA

ALVES, Rubem. *Conversas com quem gosta de ensinar*. 13. ed. São Paulo: Cortez, 1985.
ASSUNÇÃO JR., Francisco Baptista e SPROVIERI, Maria Helena. *Introdução ao estudo da deficiência mental*. São Paulo: Memnon, 1991.
BRANDÃO, Carlos Rodrigues. *O que é educação*. 18. ed. São Paulo: Brasiliense, 1986.
CANGUILHEM, Georges. *O normal e o patológico*. 3. ed. Rio de Janeiro: Forense Universitária, 1990.
FERREIRO, E. *Com todas as letras*. 6. ed. São Paulo: Cortez, 1993.
_____. *Reflexões sobre alfabetização*. 15. ed. São Paulo: Cortez, 1990.
_____. *Alfabetização em processo*. 5. ed. São Paulo: Cortez, 1989.
FERREIRO, E. e TEBEROSKY, Ana. *Psicogênese da língua escrita*. 3. ed. Porto Alegre: Artmed, 1990.
ELKINO, David. *Desenvolvimento e educação da criança*. Rio de Janeiro: Zahar, 1978.
FURTH, Hans G. *Piaget na sala de aula*. 3. ed. Rio de janeiro: Forense Universitária, 1976.
KAMI, C. e DECLARRK, G. *Reinventando a matemática*. 5. ed. Campinas: Papirus, 1992.
INHELDER, Bärbel. *I disturbi dell'intelligenza*. 2. ed. Milão: Franco Angeli Editore, 1985.
LUQUET, G. H. *O desenho infantil*. Porto: Editora do Minho Barcelos, 1969.
MANTOAN, Maria Tereza Egler. *Compreendendo a deficiência mental: novos caminhos educacionais*. São Paulo: Scipione, 1989.

PIAGET, Jean. *Para onde vai a educação?* 8. ed. Rio de Janeiro: José Olympio, 1984.
_____. *O julgamento moral na criança.* São Paulo: Mestre Jou, 1977.
_____. *A formação do símbolo na criança.* 2. ed. Rio de Janeiro: Zahar, 1975.
_____. *O nascimento da inteligência na criança.* 2. ed. Rio de Janeiro: Zahar, 1975.
_____. SZEMINSKA, A. *A gênese do número na criança.* 3. ed. Rio de Janeiro: Guanabara Koogan, 1981.
_____. *Psicologia da inteligência.* Rio de Janeiro: Zahar, 1977.
_____. "Desenvolvimento e aprendizagem". In: RATHS, J.; PIANCELLA, J. R. e NESS, J. S. V. (orgs.). *Studying teaching.* 2. ed. Prentice Hall, 1971.
SEBER, Maria da Glória. *Construção da inteligência na criança.* São Paulo: Scipione, 1991.
_____ (coodenadora geral do projeto). *Criança–professor: fazendo e aprendendo.* São Bernardo do Campo: Secretaria Municipal de Educação, Cultura e Esportes, 1992.
SINCLAIR, H. "O desenvolvimento da escrita: avanços, problemas e perspectivas". In: Ferreiro, E. e Palácio, M. G. (orgs.). *Os processos de leitura e escrita: novas perspectivas.* 2. ed. Porto Alegre: Artmed, 1989, capítulo 5.
TEBEROSKY, Ana e CARDOSO, Beatriz. *Psicopedagogia da linguagem escrita.* 2. ed. São Paulo: Trajetória Cultural, Campinas, 1990.
_____ (orgs.). *Reflexões sobre o ensino da leitura e da escrita.* 3. ed. São Paulo: Trajetória Cultural, Campinas, 1990.
VYGOTSKY, L. S. *A formação social da mente.* 3. ed. São Paulo: Martins Fontes, 1989.

------ dobre aqui ------

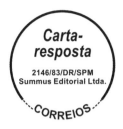

CARTA-RESPOSTA
NÃO É NECESSÁRIO SELAR

O SELO SERÁ PAGO POR

AC AVENIDA DUQUE DE CAXIAS
01214-999 São Paulo/SP

------ dobre aqui ------

SUPERANDO OBSTÁCULOS

ple𝑥us

CADASTRO PARA MALA-DIRETA

**Recorte ou reproduza esta ficha de cadastro, envie completamente preenchida por correio ou fax,
e receba informações atualizadas sobre nossos livros.**

Nome: _____ Empresa: _____

Endereço: ☐ Res. ☐ Coml. _____ Bairro: _____

CEP: _____-_____ Cidade: _____ Estado: _____ Tel.: ( ) _____

Fax: ( ) _____ E-mail: _____ Data: de nascimento: _____

Profissão: _____ Professor? ☐ Sim ☐ Não Disciplina: _____

Grupo étnico principal: _____

1. Você compra livros:

☐ Livrarias   ☐ Feiras

☐ Telefone   ☐ Correios

☐ Internet   ☐ Outros. Especificar: _____

2. Onde você comprou este livro?

_____

3. Você busca informações para adquirir livros:

☐ Jornais   ☐ Amigos

☐ Revistas   ☐ Internet

☐ Professores   ☐ Outros. Especificar: _____

4. Áreas de interesse:

☐ Fonoaudiologia   ☐ Terapia ocupacional

☐ Educação   ☐ Corpo, Movimento, Saúde

☐ Educação Especial   ☐ Psicoterapia

☐ Outros. Especificar: _____

5. Nestas áreas, alguma sugestão para novos títulos?

_____

_____

6. Gostaria de receber o catálogo da editora? ☐ Sim ☐ Não

Indique um amigo que gostaria de receber a nossa mala-direta

Nome: _____ Empresa: _____

Endereço: ☐ Res. ☐ Coml. _____ Bairro: _____

CEP: _____-_____ Cidade: _____ Estado: _____ Tel.: ( ) _____

Fax: ( ) _____ E-mail: _____ Data de nascimento: _____

Profissão: _____ Professor? ☐ Sim ☐ Não Disciplina: _____

cole aqui

Plexus Editora
Rua Itapicuru, 613 7º andar 05006-000 São Paulo - SP Brasil Tel.: (11) 3872-3322 Fax: (11) 3872-7476
Internet: http://www.plexus.com.br   e-mail: plexus@plexus.com.br